全ての病気は「口の中」から！

歯が痛くなる前に絶対読む本

米国抗加齢医学会認定医 歯科医師
森永宏喜
Morinaga Hiroki

さくら舎

◆目次

序章　口の中の恐ろしい「もの言わぬ病」

第1章　全ての病気は歯から始まり、腸に至る！

第2章　認知症の原因も口の中にあった!?

第3章　食べていると確実に死に近づく食べ物

第4章　自分でできる歯と口のケア

第5章　いい歯科医とダメな歯科医

全ての病気は「口の中」から！

――歯が痛くなる前に絶対読む本

序章　口の中の恐ろしい「もの言わぬ病」

成人の約8割は歯周病

あなたの歯は健康ですか？　しっかりと噛んで、食事をおいしく食べていますか？

「毎日歯を磨いているし、普通に食べられるから問題はないと思うけれど……」

「まあ不自由なことはないから、大丈夫なんじゃないの」

そんなふうに思っている人も多いことでしょう。

でも、それは自分は健康と信じたい、あるいは、問題があるのに気づいていないだけかもしれません。

「まあ不自由はないから」という油断は、実は要注意です。

というのも歯の病気、とりわけ歯周病は「もの言わぬ病」といわれます。初期の段階では、自分で見てもわかりにくく、自覚症状もほとんどありません。

そして、自覚症状が出てきたときには、病気はかなり進行していて、治療が非常に難しくなっていることが多いのです。

平成26年の厚生労働省の患者調査では、一日に全国の歯科に通院する患者数は、う蝕《しょく》（虫歯）が27万6800人、歯肉炎・歯周病が42万8200人で過去最高といわれています。ちなみに、糖尿病の外来患者数は14万4700人、高血圧症が56万6800人です。

これらは通院している患者の数ですから、自覚症状がなく、病気に気づかないで治療を行っていない隠れ患者は数えきれません。

歯周病は歯肉と歯の根の部分（歯根）の間にある歯周ポケットから細菌が侵入し、歯を支えている骨（歯槽骨）を溶かしてしまい、最終的に歯が抜けてしまう「歯肉と骨の感染症」です。

歯周病は、今や成人の約8割がかかっているとされる「国民病」なのです。

にもかかわらず、歯周病を「病気」と思っていない人が少なくありません。たとえ歯周病と診断されたとしても、歯のことだから大したことはない……などとタカをくくってしまっているのではないでしょうか。これは、大きな落とし穴といえます。

早い人では、10代から歯肉炎・歯周病の初期症状が始まり、40代、50代で患者数が最も多くなります。これを放っておいて、やがて歯が減り嚙みにくくなっても、年をとったのだから歯が少なくなるのは当たり前と、まだ事の重大さに気がつかないこともあります。

食べ物が嚙みにくければ、栄養の摂取に問題が出てきて、全身の健康に影響してくることはいうまでもありません。さらに怖いことには、口内の不健康は万病のモトになります。最近は特に、歯周病がいろいろな生活習慣病の原因となっていることがわかってきました。

「嚙むのに不自由しないから」などと油断して、10年先、20年先に後悔することにならないためにも、口の中のこと、もっと気にしてみませんか。

歯周病の恐ろしい実体

気づかないうちに、あなたを蝕んでいる歯周病。そのとき、あなたの口の中では、一体何が起こっているのでしょうか。

ふだんの歯磨きで落としきれなかった汚れや食べカスは、歯の表面や歯間、歯と歯ぐきとの間などに付着して、歯垢《しこう》が作られます。歯垢は、私たちが食べたものなどを栄養にして繁殖した細菌の塊で、単なる食べカスのことではありません。

1グラムの歯垢には、なんと1億個もの細菌がいるといわれます。歯垢は、いわば細菌の巣窟です。これは、歯と歯ぐきの間のミゾである歯周ポケットの中にも多く付着します。

歯周ポケットに入り込んだ歯垢は、歯を磨いてもブラシが届きにくく、菌はさらに増殖していきます。特に、歯周病が進行してポケットが3～4ミリ以上になっていると、歯ブラシの先でさえ届かず、歯垢を除去するのが困難になります。

最近は、歯垢のことをバイオフィルムとも呼びますが、特にリーダー格の悪い菌を中心にし

歯の構造と歯周病

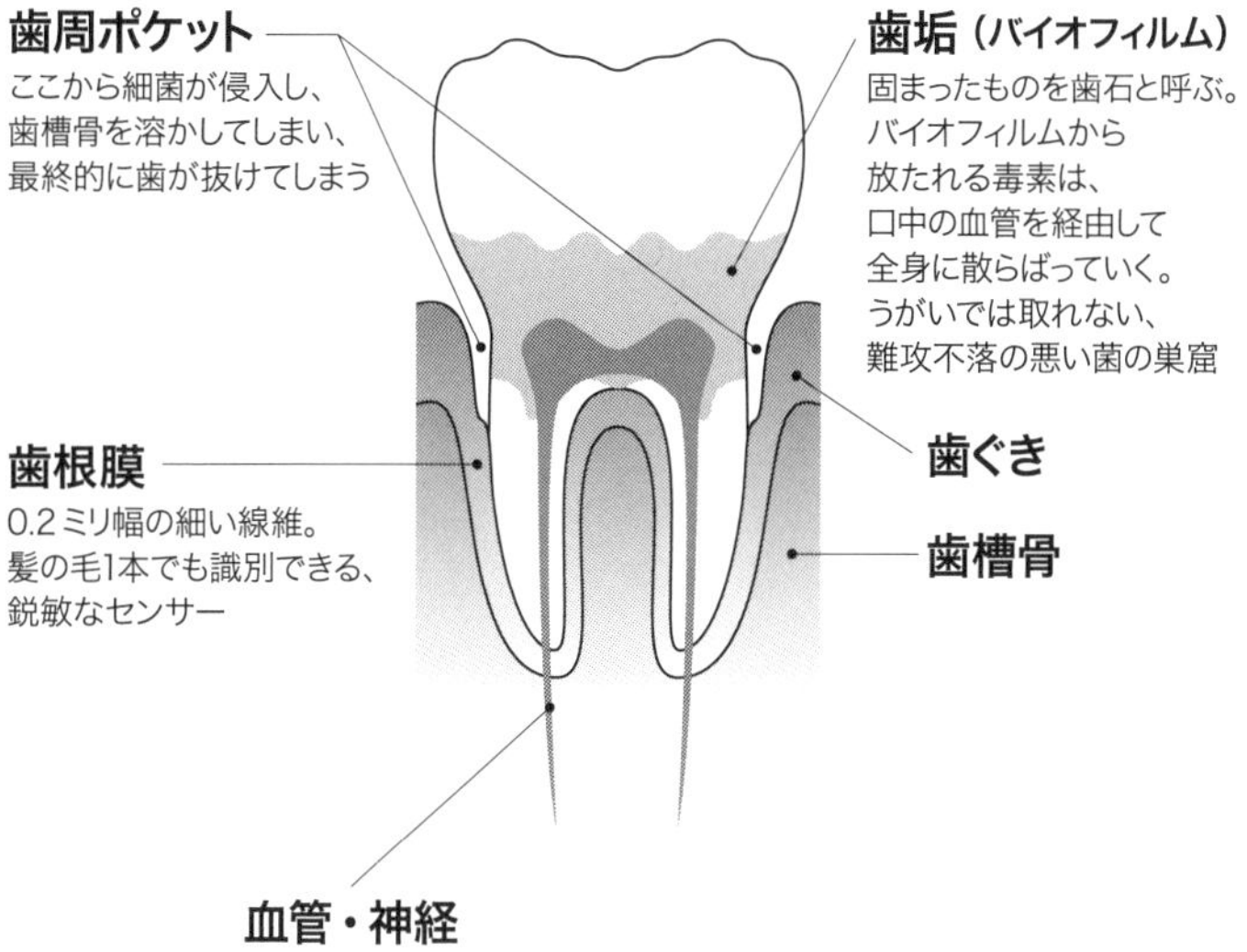
歯周ポケット
ここから細菌が侵入し、
歯槽骨を溶かしてしまい、
最終的に歯が抜けてしまう
歯垢（バイオフィルム）
固まったものを歯石と呼ぶ。
バイオフィルムから
放たれる毒素は、
口中の血管を経由して
全身に散らばっていく。
うがいでは取れない、
難攻不落の悪い菌の巣窟
歯ぐき
歯根膜
0.2ミリ幅の細い線維。
髪の毛1本でも識別できる、
鋭敏なセンサー
歯槽骨
血管・神経

て何百種類もの菌が集まり、塊を形成しています。

しかもこのバイオフィルム、表面は唾液でも溶けにくい物質で覆われていて、うがいをしたくらいではとても取れません。薬を使っても、塊の内部まで充分に浸透しないため十分な効果を得ることができないのです。そして、難攻不落の砦は、どんどん病原性を発揮していくことになります。

恐ろしいことに、強固な砦のようなバイオフィルムから放出される毒素は、口内の歯周病の病巣に開いた血管を経由して全身に散らばっていきます。ＬＰＳ（リポポリサッカライド）と呼ばれるこの毒素は、血管の内部や神経組織などに炎症を引き起こすことがわかっています。

たとえば、永久歯は第三大臼歯（親知らず）を除いて28本ありますが、まずまず食物が噛める目安になる20本の歯がある人の場合、中等度（5ミリ）以上の病的な歯周ポケットがあると、口の中には大体72㎠、つまり手のひら1個分ほどの潰瘍があることになります。潰瘍は組織が傷ついている状態で、炎症のモトになります。

口の中の病気だから大丈夫などと安易に考えていると、歯周病は、その進行とともに全身に慢性的な炎症をもたらします。この炎症こそ、重篤な病気の引き金となる恐ろしい症状であると、今注目されているのです。

歯周病の毒素VS.体の免疫力

歯周病のバイオフィルムの毒素は、体のあちこちで慢性の炎症を引き起こします。

ただ、体内で炎症を起こしていても、人間の体には免疫機能や抗炎症能力がありますから、病原菌をやっつけようと必死で踏ん張ります。このように、病原菌と免疫力とがせめぎ合い、がっぷりと四つに組む状態が続くのが慢性の炎症です。

ところが、体調の低下などで免疫力が落ちると、菌のパワーが急に増して圧倒的に優勢となります。すると、急性の炎症を起こし、一気に病状が悪化してしまいます。その結果、免疫力がいっそう低下して、歯周病がさらに進行することになります。

ちなみに慢性の炎症は、肥満や糖代謝異常を起こしやすくします。そして、動脈硬化の原因になったり、糖尿病や心疾患を悪化させたりします。

免疫力が低下すると、症状はさらに進んで、たとえば糖尿病の悪化による透析、下肢切断、失明、認知症、脳卒中などといった事態を招くことにもなりかねません。

こうなると、あなたを待っているのは、介護や福祉に頼らざるを得ない、不自由な老後。ただ死に向かうだけの「不健康な晩年」といえるでしょう。

でも、歯周病、慢性の炎症の怖さに気づいた今なら間に合います。不健康で、不幸な晩年を迎えないですむ方法はあります！

それには、まずあなたの口の中の状態を、しっかりとチェックすること。そして、今の状態に合わせて、きちんとケアをしていくことです。

たかが口の中……という意識を変えて、さっそく始めましょう。

歯周病と肥満の関係

あなたの口の中で、すでに歯周病が始まっていたとしても、悲観することはありません。今までより少し気をつけてケアをしていけば、症状はよくなります。口の中が元気になってくれば、体の状態もよくなってくるはずです。

ケアの基本は、何といっても歯磨きです。軽度の歯周病であれば、正しい歯磨きで歯垢を取り除くことで改善できます。ただ、正しい歯の磨き方は、人により、症状によってそれぞれ違います。

たとえば、歯ブラシひとつをとっても、その人の口の状態に合った大きさ、毛の長さ、密度などがあります。また、自己流で磨いていると、特有のクセがついてしまって、いつも磨き残してしまう箇所が出てくることも少なくありません。

まずは、歯科医院で歯科医師・歯科衛生士の指導を受けるようにしましょう。一度、歯垢、歯石（歯垢が固まったもの）を取り除き、すっきりすることをお勧めします。そして、あなたにぴったりの歯ブラシを選んでもらい、磨き方のアドバイスを受ければ、あとは毎日実践あるのみ。ちょっとしたコツさえつかめば、きっと歯磨き上手になれます！

歯周ポケットが深くなり始めていても、きちんと磨いていれば、ポケットは徐々に浅くなっていきます。

と同時に、歯にとって非常に大切なのが食事、睡眠、運動などの生活習慣です。口の中も大事な体の一部ですから、全身の健康と変わらないのは当然のことなのです。

特に、歯に悪影響をもたらす精製度の高い糖質を控え、免疫力のモトになるタンパク質やビタミン、ミネラルをたっぷり摂る食生活が重要です。ファーストフードの過食、無理な「食べないダイエット」などは避けるようにします。

また、免疫細胞の活動は睡眠時に盛んになるため、免疫力を強化するには、質の高い睡眠をとることが不可欠です。夜更かしを避け、心身の疲れがしっかり取れるような十分な睡眠を心がけましょう。

そして、いくら毎日忙しくても、運動が不足するのは健康、さらにはアンチエイジングの大敵です。適度な運動は、抗酸化力を高めて、体の衰えを食い止めてくれます。

肥満の人に歯周病が多く、運動不足は内臓脂肪を増やしますが、歯周病の病巣と内臓脂肪は同じ炎症性物質を出してお互いに影響し合うことがわかっています。ですからスマートになることは歯周病にもよいのです。

健康状態に問題がなければ、毎日の生活の中で体を動かすことを意識するようにしましょう。有酸素運動は細胞内のミトコンドリアの数を増やし、酵素を活性化させます。ミトコンドリアはいわばエネルギーの生産工場のようなものであり、酵素はエネルギーを作るための助っ人のようなものです。ちなみに筋肉を増やして基礎代謝を高めるなら、負荷トレーニング（筋トレ）が有効です。

歯磨きとともに、食事、睡眠、運動などの生活習慣を見直して、トータルにケアをしていくことが重要です。

全身の健康状態は「口の中」に現れる

口の中の状態と体全体の健康が深くかかわり合っているということは、何となくわかっていただけたのではないでしょうか。

特に、口の中の状態が急に悪化したような場合は要注意。全身的な病気が隠れていることが考えられます。

以前、こんな患者さんがいました。

その方は、禁煙を始めて3か月ほどで10キロも体重が増加したそうですが、時を同じくして、歯ぐきから出血し、急速に炎症が悪化しました。ちょっと歯ぐきに触れただけで、激しく出血してしまう状態にまで悪くなっていました。

歯周病の急性の悪化であることはすぐにわかりましたが、同時に、血糖値の異常をきたしているということも容易に推察できました。採血して検査しているわけではありませんが、血糖値の異常は、歯肉にてきめんに症状が現れます。禁煙を継続するために食生活が大きく変わり血糖値が上がることで、歯肉の毛細血管や歯を支えている組織に炎症が起きたり、劣化したりして弱くなり、明らかに歯肉の状態が悪化したと思われるのです。

また別の患者さんは、家族の介護のために大変疲労していて、そのストレスで副腎機能などホルモンの働きにも異常が起きていそうだと想像できました。人はストレスがかかると、それに対抗するためにコルチゾールというホルモンを分泌します。コルチゾールは緊張状態、つまり「非常事態」のためのホルモンで、非常に多彩な働きがあり、栄養の消化・吸収をしっかり行うのを妨げる作用もあります。そうすると歯肉の健康に必要な栄養素が不足し、歯周病が悪化することがあるのです。

このように、全身の健康状態は、口の中に現れます。重症の皮膚炎の治療などにステロイドホルモンを使うのはご存じかと思いますが、それはステロイドが強力な抗炎症作用を持つからです。このように炎症というのは、ホルモンが強く影響しており、疲労、体調不良など体力的な状態やストレスが、とても現れやすいもの。口の中は、栄養不足やストレスなどいろいろなサインを発しているのです。

歯周病は自覚症状がほとんどなく、自分では気づきにくいと前に書きましたが、最もわかりやすい兆候は、歯ぐきからの出血です。歯を磨いたとき、食事のときなど、出血するようでしたら歯周病が現在進行形と考えられます。

その進行度合いを診るのに、歯周ポケットの深さがひとつの目安になりますが、4〜5ミリくらいあれば中等度に進行しています。ただ、同じ5ミリでも出血している場合は、赤信号。出血は、急激に進行しているサインなので、緊急の対策が必要です。

歯肉炎や歯周病の症状の悪化は、口内だけでなく、全身からのサインであることも多いので、見逃さないようにしてください。

口の驚くべき危機察知能力

口の中で全身の健康状態がわかると書いた通り、まさに、口は健康のバロメーター。それも、とびきり鋭敏で感度のよいバロメーターなのです。

というのも、歯ぐきや口腔粘膜は非常にターンオーバーが速く、敏感で変化が現れやすいからです。ターンオーバーは細胞の入れ替わり、つまり新陳代謝のことですが、これが皮膚の6倍のスピードで行われています。皮膚のターンオーバーの周期が28日ということを聞いたことがある人もいるかもしれません。骨ではターンオーバーに２００日もかかりますが、歯ぐきは、たった5日で細胞が入れ替わります。

口の中は、外部からのいろいろな刺激が入ってくる場所のため、早めに細胞を入れ替えて、抵抗力をキープできるしくみになっているのです。ですから、栄養が不足していたり、異常が起きていたりすると、激しく消耗し、すぐに悪化します。逆に、栄養が十分に補充され、ケアが行き届けば、その効果が出やすいのです。

ちなみに口腔以上にスピードが速いのは小腸の粘膜で、2日ほどで入れ替わります。常に外からの異物にさらされ、これらを排除しなければいけないうえに、必要な栄養分は吸収するという相反する機能を維持するため、いつも細胞をリフレッシュしているのです。

そんなわけで、口の中にはさまざまな変化が現れやすく、よいバロメーターの役割をしてくれます。それも、ただのバロメーターではなく、ちょっとした変化でも素早く察知できる優秀な検知器です。

その秘密は、歯と歯肉を結びつけている歯根膜の働きにあります。これは、わずか0・2ミリの細い線維ですが、髪の毛1本でも識別できるほどの鋭敏なセンサーであり、歯のダメージを防ぐ衝撃吸収材の働きもしています。

ストレスがかかったとき、よく「歯が浮く」などといいますが、そんな微妙な感覚をも歯根膜は感知することができるのです。

このため、歯が抜けて義歯を入れるようになると、バロメーターとしての感度が落ちることは避けられなくなります。

アンケート「健康で一番後悔していること」

雑誌「PRESIDENT」の調査で、こんな興味深い結果が出ています。

「健康」の後悔トップ20

1	歯の定期検診を受ければよかった	283pt
2	スポーツなどで体を鍛えればよかった	244pt
3	日頃からよく歩けばよかった	234pt
4	腹八分目を守り、暴飲暴食をしなければよかった	210pt
5	間食を控えればよかった	167pt
6	頭髪の手入れをすればよかった	150pt
7	たばこをやめればよかった	122pt
8	ストレスの解消法を見つけておけばよかった	121pt
9	よく笑い、くよくよ悩まず過ごせばよかった	117pt
10	不規則な生活をしなければよかった	109pt
11	なんでも相談できる医師を見つけておけばよかった	107pt
12	バランスを考えて食事すればよかった	103pt
13	早寝・早起きをすればよかった	89pt
14	肌の手入れをすればよかった	87pt
15	悩み事を相談できる相手を見つけておけばよかった	77pt
16	定期的に健康診断を受ければよかった	68pt
17	軽い不調を侮らず早めに治療すればよかった	64pt
18	ボケ防止のためもっと脳を使えばよかった	63pt
19	眼の定期検診を受ければよかった	62pt
20	体にいいものを積極的に食べればよかった	58pt

これは健康に関して「リタイア前にやるべきだった……」と後悔していることのアンケートで、最も多かった回答が「歯の定期検診を受ければよかった」でした。

55～74歳の男女1000人へのアンケートで「スポーツ」や「ウォーキング」を抑え、堂々トップに挙げられていたのです。それほど、晩年になってから、特に歯を失うようになってから、歯の大切さを痛感している人が多いことがわかります。

そう、今から歯のケアをしっかりしておけば、このような後悔や悩みが少ない晩年を送ることができるのです。

なんといっても歯、それも健康で歯並びのよいきれいな歯があることは、人に好印象を与えます。歯が抜けてしまったり、不健康だったりすると見た目に関しても自信を失い、人と接するのを敬遠しがちになることも少なくありません。

「えっ？　そんなことで……」と思う人もいるかもしれませんが、年を重ねてくると、これは軽視できない問題なのです。

入れ歯安定剤などのＣＭで、よく家族や友人たちと一緒に楽しそうに食事をするシーンが出てきます。ひとりで食事をしているところは、まず見かけません。これは、歯が不調だと自分が孤立してしまうという恐怖感の表れのように感じられます。

逆に、歯の状態がよければ、皆と食事の場を楽しく共有できる、つまり人間関係に歯はとても大事なのです。もちろん見た目以上に、しっかりと噛めて皆と同じものが食べられるという機能面でも、重要なのです。

歯は、社会や人間関係の潤滑油といっても過言ではないでしょう。社会から孤立すると、認知症が進むこともわかっています。その意味でも、歯の健康は欠かせません。

そして何より、命を守る最後の砦が「食べること」です。食べられないと、命を維持するための栄養が十分に摂れなくなります。歯をケアすることは、しっかり食べること、命を守ることでもあるのです。

歯科医には患者の人生が見える

患者さんの口の中は、その人のいろいろな情報であふれています。

たとえば、これまでの治療の痕跡。治療痕は消すことができないものですから、ずっと累積されていきます。それに、一度失ってしまった歯は二度と取り戻すことができません。人の口の中、とりわけ歯の状態は、全く同じ人はいないといっていいでしょう。

刑事ドラマなどで、よく身元を特定したり、本人かどうかを確認したりするのに歯の治療痕が用いられるシーンが登場するのはそのためです。

年配の方はご記憶にあると思いますが、1985年（昭和60年）に起きた群馬県・御巣鷹山《おすたかやま》での日航機墜落事故で歯型による犠牲者の身元確認が大きく注目されましたし、2011年（平成23年）の東日本大震災では被災地の中心に位置した私の母校・東北大学歯学部をはじめ多くの歯科関係者が津波で亡くなられた皆様の身元の特定に従事したのは記憶に新しいところです。航空機事故でも津波でも、ご遺体の損傷が激しい場合は歯型での個人特定が最後の決め手となるのです。

患者さんの口の中を見ると、どのくらいの年齢で歯を喪失したか、その原因は虫歯なのか、歯周病なのか、そして、これまでどんな治療を受けてきたのか……歯科医は、たくさんの情報を得ることができます。

また、歯の手入れの状態も一目瞭然ですから、その人の歯に対する関心や価値観なども読み取ることができるのです。

口の中を注意深く見ていけば、歯のすり減り具合などから、その人のストレスの累積量を推測することもできます。ストレスは、本人が気づかないうちに歯ぎしりとなって現れ、歯を摩耗させていることもあるのです。

さらに、たとえば上顎《じょうがく》前歯に虫歯が多数できていたら、この人は清涼飲料水など甘いドリンク類を好んで飲む傾向があるようだ……など、虫歯の位置によって、食べ物や飲み物の嗜好についての簡単な推察も可能です。

経験豊富な歯科医ほど、口の中の細部にまで目を届かせて、たくさんの情報を得ています。問診にもじっくりと時間をかけて、情報の精度を上げています。

というのも、同じような症状に見えても、原因やプロセスはそれぞれに違いますし、当然、治療やその後のケアも変わってこなければなりません。患者さん一人ひとりの背景を考えて、個別に対応していかないと、ちゃんとした治療は行えないものです。

また、歯科医は、得られた情報を患者さんにしっかり伝えないといけません。「歯周病でダメになったから抜きましょう」と言われただけでは、すぐにまた次の1本を抜くハメに陥ることでしょう。なぜダメになったのかの説明を聞いて自覚を持たない限り、本当の解決にはなりません。

失ってしまった歯は取り戻せないですし、口の中がいったん悪化してしまえば、歯や歯ぐきがダメージを受ける前の健康な状態に戻すのは不可能です。過去の健康やケアの度合いが今の口の中に現れています。過去は取り戻せませんが、今日から未来を作っていくことはできます。今、きちんと治療やケアをしておけば、未来になって、歯について後悔することはないはずです。

賢い患者さんなら、あなたの口の中に人生を見て、それに合ったベストな治療をしてくれる歯科医を探すことが大切だとおわかりでしょう。

世界一長寿な日本人の〝不健康な晩年〟

平均寿命が男性80・21歳、女性86・61歳（平成25年　厚労省）と、今や押しも押されもせぬ長寿大国・日本。「人生90年」などといわれる日も、すぐそこまで来ているようです。

もちろん長生きできるのは、とても素晴らしいことです。でも、それは健康でいられればこそではないでしょうか。もし、病気や後遺症などで寝たきりの生活になっていたら、あるいは、認知症などで自立が困難になっていたら、いくら長生きをしていても、人生を楽しむことはできなくなってしまいます。

最近「健康寿命」という言葉をよく聞くようになりました。これは、〝心身ともに自立し、活動的に生活できる健康な状態での生存期間のことで、男性は71・19歳、女性は74・21歳という数字が出ています。

つまり、平均寿命との間に、大きな差があるのが現実です。この数字からは、男性で約9年、

平均寿命と健康寿命の差

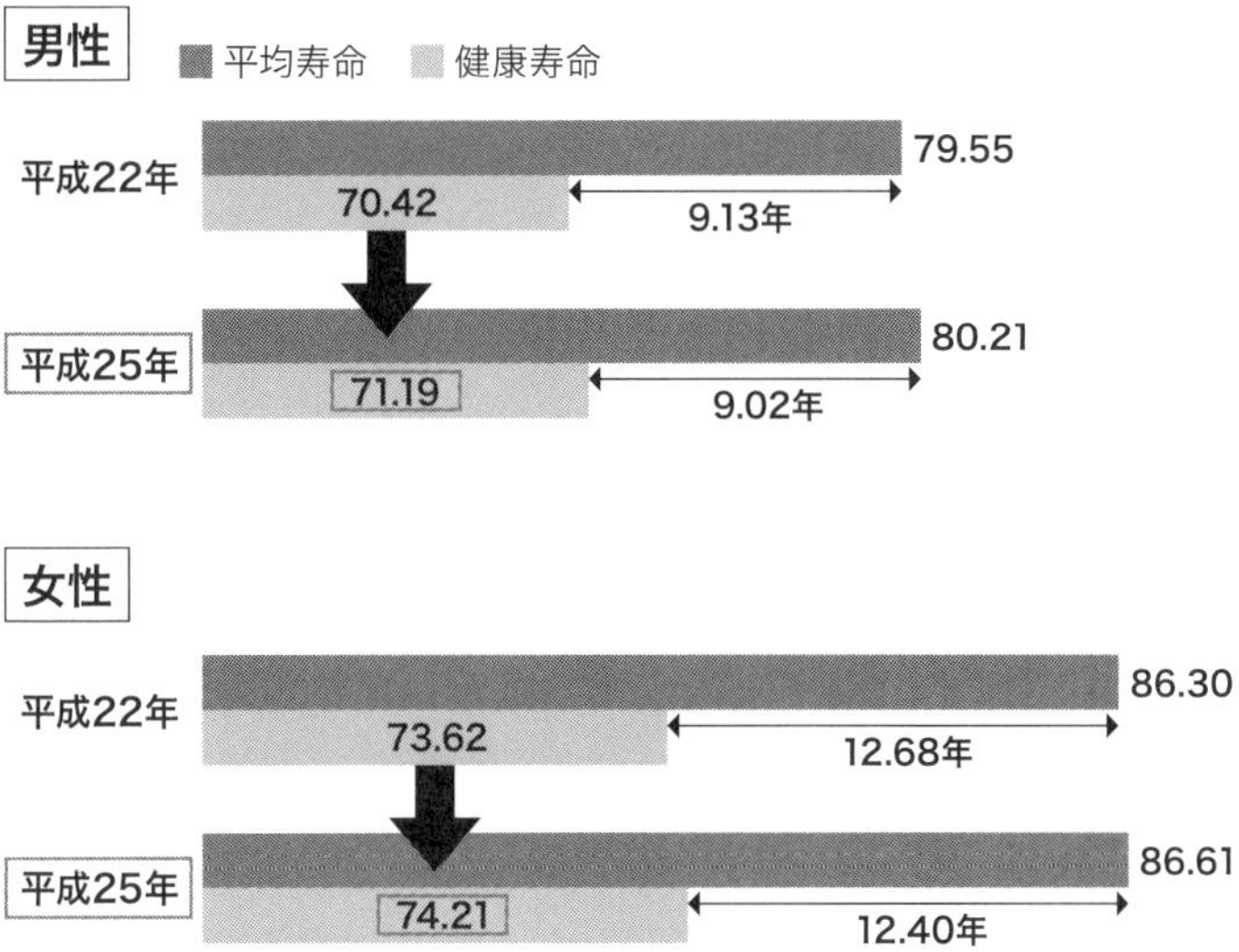

女性は12年以上もの間、健康を害し自立できない生活を送らざるを得ない〝不健康な晩年〟が待っていることになります。

できれば、年を重ねても福祉や介護に依存することなく自立して生活を営める毎日、生きがいを持って前向きに人生を楽しんでいけるような晩年を目指したいものです。

厚労省では、この平均寿命と健康寿命との差を縮めるために「21世紀における国民健康づくり運動〈健康日本21（第2次）〉」を推進していますが、まだまだ十分な達成は見られていないようです。

医療、福祉、経済などの面からも、これを達成させることが急務といえるでしょう。と同時に、国民一人ひとりが不健康な晩年を送らないためにも、若いうちから健康寿命を延ばすことを意識した生活を送ることが必要なのではないでしょうか。

健康寿命のカギは口の中にあり！

人生を楽しみながら長生きするためには、できるだけ長く健康でいること、つまり、少しでも健康寿命を延ばす必要があります。

健康寿命を縮め、寝たきりや介護が必要な状態を招く大きな原因として、糖尿病やがん、高血圧をはじめとした生活習慣病が挙げられます。また、加齢に伴う身体機能や認知機能の低下も健康寿命を脅かしています。

注目すべきは、このように健康寿命を縮めている原因のほとんどが、口の中とかかわりがあるということです。口の中を健康に保つことは、幸せなシルバーライフにつながるということでもあります。

口の中をよい状態にキープするには、壮年期からきちんとしたケアを始めるのが理想的ですが、いくつからでも大丈夫。やれることはたくさんあります。気づいたときに、できることから始めましょう。

まずは、定期的に歯科医のチェックを受けること。正しい歯磨きで虫歯や歯周病を予防することはもちろん、前にも書いた通り、食事、睡眠、運動などに気をつけることも、口の中の健康には欠かせません。

また、義歯を使うようになっていたとしても、口の中のケアはとても重要です。中でも、最も大切なことは、自分にきちんと合った義歯を使うこと。これが、全ての基本です。

義歯がガタガタしたり、痛みがあったりするようでは、顎堤《がくてい》（義歯をのせる土手の部分）のよい状態を維持することはできません。義歯が合わなくなってきた場合、歯ぐきにあたる部分だけを張り替える床裏装《しょうりそう》など定期的なメンテナンスが必須です。

最近、義歯の安定剤が大変人気があるようですが、これらは緊急用と考えたほうがよいでしょう。安定剤で安定させるのではなく、自分にぴったり合った義歯を、定期的にメンテナンスを行いながら、いつも安定したよい状態で使えるようにします。

こうして、口の中のよいコンディションを維持することは、いくつになっても、よく嚙んでおいしく食事ができることにつながります。食べることは、必要な栄養を摂ること。よく嚙むことは、栄養を効率よく吸収するとともに、免疫力をアップするのに欠かせません。

そして、口の中の健康をキープすることは、あなたを生活習慣病や老化から守り、健康寿命を延ばしてくれることになるのです。

歯の治療からアンチエイジング医学へ

歯科医は、いつも患者さんの口の中を診ています。

診察・治療を行っているのは、確かに歯や歯肉など口腔内ですが、実は、口の中から全身の状態をも診ています。少なくとも、私はそうしています。

というのも、私は大学卒業後、東京医科歯科大学第一口腔外科の医局員となり、いきなり病棟に配属されました。口腔外科では、歯の治療だけでなく口腔内のいろいろな病気、たとえば、口腔内のがん、あごの骨折から、ウィルスなどの感染症、中には、精神的な問題が口の中の症状として現れている患者さんまで幅広く治療しています。

まだ歯の治療も満足にできない新米が、末期がん患者を含む治療グループの一員となって、病棟での看取り、23時間にも及ぶ大手術などにも加わり、普通の歯科では考えられないような壮絶な世界を多く経験しました。

そんな毎日の中で〝全身と口腔・歯との深い関係〟を、身をもって知るようになったのです。口の中だけを診ていればいいというわけにはいかず、全身的な医学の勉強が欠かせませんでした。

当時、恩師や先輩からは「口をみる（診る）のではなく、人をみる（観る）」ということを繰り返し教えられました。

言いかえれば、「われわれ歯科医が対象としているのは口腔だが、患者さんという『ひとりの人間』の全身の状態を意識していなければ良い結果を得ることは決してできない」ということです。

その後、総合病院の歯科に勤務し、特別養護老人ホームの入所者など、手厚い介護が必要な人たちの治療を担当するようになりました。ここでの治療は、健康と予防について深く考えるきっかけとなりました。

また、歯の治療だけでなく、患者さんの生活、暮らし全般からの対応を考えるようになりました。

こうした経験を通して、次第に私の中で、アンチエイジング医学（抗加齢医学）に取り組むようになる素地が作られていったのです。

アメリカの抗加齢医学会認定医になった「理由」

どうやって健康寿命を延ばしていくかを考えるうちに、自然とアンチエイジング医学を意識するようになりました。

そこで、まず日本国内で勉強を始めて、日本抗加齢医学会抗加齢医学専門医の資格を取得しました。さらに勉強を続けたくても、海外から日本に招聘《しょうへい》されてくる各分野の権威はごくわずか。情報も、また聞きでは、内容が偏らざるを得ません。

入ってくる情報そのものも少なく、入手できても数年遅れ……ということも珍しくないのです。国内においては、なかなか最新の情報を入手するのが難しいことがわかりました。

そのため、よりコアな国内外の情報を求め、世界最大で最も歴史のあるアメリカ抗加齢医学会（Ａ４Ｍ）で研修を受けました。そして、日本の歯科医としては初の認定医となったのです。認定試験は日本では受験できないため、マレーシアまで出かけて受けましたが、前例がなかったため、全くの手探り状態。もちろん、申請書類から受験問題に至るまですべて英語だったので困難も多かったのですが、そのおかげで今では、アメリカをはじめ各国の情報を得られるようになりました。

特に、毎年12月にアメリカ・ラスベガスで開かれている総会では、最新の情報を入手できるのはもちろん、この分野の権威の貴重な意見なども聞くことができる機会に恵まれています。

海外にも目を向けていると、日本で一般的によいと思われていることが、海外基準と違っていることもたくさんあります。こうして学んできたことを、日々の診察や治療に生かしていこうと努めていますし、積極的に発信していきたいと思っています。

中でも、日本とアメリカでは、歯周病に対するとらえ方が違うということを痛感しています。特にアメリカでは、循環器系の疾患が日本以上に多いのが現状ですが、循環器疾患と歯周病が深くかかわっているであろうというのは、異論もあるものの医科歯科共通の認識となっています。そのため、医師たちは歯周病を非常に重視しています。

実際、アメリカでは２００９年に心臓病と歯周病の学会誌の編集を担う専門家が合同で、「医師向けの」勧告を発表しています。

「動脈硬化性疾患の治療では、患者が以前に歯周病と診断されていたなら、歯科医と綿密に連携する必要がある」「中等度以上の歯周病の人には、歯周病が動脈硬化性疾患と関連があることを知らせるべきだ」「歯周病患者の医学的評価に動脈硬化性疾患のリスク、心臓発作による突然死の家族歴、糖尿病、高血圧、脂質異常症などを含めるべきだ」といった詳細な「推奨リスト」です。リストは重要度別にランク付けされていて、心臓病の患者を担当する医師はそれに沿って検査、診断、治療を進められるようになっています。

日本では歯科医向けの論文は多数発表されていますが、このような動脈硬化性疾患を対象とした「医科歯科連携」を実現した勧告はまだ発表されておらず、その意識は浸透していません。それは、歯科医だけのことではなく、循環器の医師も同様です。これでは、本当に健康寿命を延ばし、患者さんたちが豊かな老後を送るサポートをしていくのは難しいのではないでしょうか。

第1章　全ての病気は歯から始まり、腸に至る！

あらゆる病気は口から侵入します！

飲んだり食べたり、呼吸をしたりするたびに、口には体の外からいろいろなものが入ってきます。水や栄養分のように有益なものもあれば、細菌のように有害なものも否応なく入り込んできます。

体に異常をもたらす病原体のうち、経口感染、飛沫感染、空気感染……さまざまな形で、口から侵入してくるものがたくさんあります。口は、あらゆる病気の入り口でもあるのです。

ということは、そうした病気の感染を防ぐためには、口の中、とりわけ口腔粘膜の健康が非常に大事なキーポイントになるということです。なぜなら、粘膜は、病原体の侵入を防いで体を守るバリアの役割を果たしているからです。

口腔粘膜の特徴は、表面を粘液（唾液）でカバーされていること。そこが、乾燥している皮膚とは決定的に違うところです。このネバネバの粘液が、病原体をブロックする働きをしているのです。

この粘液がきちんと分泌されているかどうかで、病原体を防ぐ力が強くも弱くもなります。唾液の分泌が少なく口の中が乾いていると、このパワーが十分に発揮できなくなります。

粘液のネバネバのモトは、ムチンというタンパク質の一種。そして病原体を排除する機能を果たしているのは分泌型免疫グロブリンＡ（ＩｇＡ）と呼ばれる物質。粘膜の免疫力の中心を担っていて、これもタンパク質から作られています。

口の中では、ムチンのような物理的バリアやグロブリンの免疫的バリアに加え、もうひとつ、化学的バリアがあって、体を守ってくれています。

それは、唾液に含まれるリゾチームやラクトフェリンで、強い抗菌作用がある物質として知られています。リゾチームは細菌の細胞膜を加水分解し、ラクトフェリンは細菌から増殖に必要な鉄を奪って作用します。ラクトフェリンは、さらに腸内細菌によい影響を与えることもわかっています。グロブリン同様、どちらもタンパク質から作られています。

このように、口は常に、病原体の侵入のリスクにさらされていますが、物理的、化学的、そして免疫と何重ものバリアに守られているのです。

口の中をよい状態に保つことは、あらゆる病気を予防することにつながります。しっかりとケアをして免疫力を高め、虫歯や歯周病だけでなく病気知らずの健康な体を維持していくようにしましょう。

歯がよいと医療費がかからない

健康な晩年を迎えるためには、口の中をよい状態に保つことが大切であるということを述べてきました。いつまでも元気で重篤《じゅうとく》な病気などの心配さえなければ、病院通いや毎食後、何種類もの薬を服用しないといけない生活を強いられることもありません。

つまり、歯を中心に口の中の状態がよければ、老後の限られた生活費の中から捻出しなければならない医療費も抑えられることになります。元気な高齢者が増えれば、今後ますます重要な国の課題でもある医療費の削減にもつながります。

実際、この歯と医療費に関して、最近とても興味深いデータが発表されています。

まず1つめは、東北大学の加齢歯科学講座の調査で、50歳以上の約3万人を対象に行われました。この調査によれば、歯が4本以下しか残っていない人の場合、20本以上残っている人に比べて、1か月の平均医療費が約5600円も多くかかっているという結果が出ています。歯周病その他が原因で歯を失ってしまい、残っている歯が少ない人ほど医療費が高くなっているのです。

2つめは、香川県歯科医師会による調査結果です。

残存歯数と医科医療費の関係について同歯科医師会が調査したところ、残存歯数が20本以上ある人の年間医科医療費が35万５６８８円だったのに対し、４本以下の人は60万８７４０円と１・７倍になることがわかりました。

そして、もう1つは、北海道国民健康保険団体連合会による調査です。

２００７年の調査ということですが、20本以上歯が残っている70歳以上の高齢者は、４本以下の人に比べて、全身の病気に関係した診療費が37％も少ないという結果が出ています。

これらの数字をざっと眺めただけでも、高齢になっても多くの歯が残っている人は、医療費が少なくてすむ、というのは間違いないようです。

〝医療費がかからない高齢者〟は、多分、健康寿命が長くなっているはずです。これが豊かな人生につながることはいうまでもありません。

健康を維持し、病気を予防するということは、最高のアンチエイジングといえます。そこに、歯の健康は深くかかわっているのです。

歯科はメタボリック・ドミノの最上流

健康寿命を延ばすためには、生活習慣病にかからないようにすることが重要です。

生活習慣病は、その名の通り、日頃の生活習慣が病気の発症や進行に深くかかわっています。偏った食事、運動不足、過度のストレスをはじめ不健康な生活習慣を繰り返しているうちに、いつしか健康が損なわれていきます。

当然ながら、このような病気はいきなり重症になるというわけではありません。原因となる生活習慣を長く続けている間に、少しずつ病魔がしのびよってきます。本人は、それに気がついていないことがほとんどです。

病気のスタート地点に立つまでに、とても長い助走期間があるのです。スタート地点の一歩手前、いわば「未病」の状態が大きなポイントになります。まだ発病はしていないけれど、何となくおかしい、ちょっと普段と違う、というようにわずかに異常を感じる状態です。

わずかな異常ではあっても、病気に限りなく近い状態であることが少なくありません。これを放置していると、徐々に病気が進行し、やがて重症化することになります。発病して、メタボリック・ドミノの最初の1枚が倒れてしまうと、その流れを途中でストップさせるのは難しくなります。

そんなドミノの最初の１枚を握っているのが歯科といったら、驚く人もいるかもしれませんね。でも、虫歯や歯周病は、このドミノの最上流に位置しています。口の中に不調が現れたときに、全身の健康を意識することで、発病や進行を防げることもあります。

その自覚さえあれば、病気は上流ほど対処しやすいものです。それなのに、これまでの医療では、病気になってからでないと対処しませんでした。病気が生じてからの治療、つまり下流に流れてからの後追いというのが普通です。

その点、歯科では、より上流で対応できることになります。比較的元気な人、未病の状態の人が歯科を訪れますから、本人に意識してもらうことで、ドミノを倒さずにすむこともあるのです。

ですから、歯科は「健康のゲートキーパー」としては最適の位置にいます。困ったことに、まだそれに気づいていない歯科関係者も少なくありません。

元気だからこそ、その元気を維持するために通ってもらえる。使い方次第でそんな場所になれる潜在能力を歯科はもっているのです。

現代人に不足しがちな栄養素

骨も筋肉も、そして皮膚や神経も、あなたの体を構成する成分の全ては、あなたが摂取した食事の栄養素が原料になっています。そう、あなたの体は、あなたが食べたものから作られているのです。

そして、消化・吸収や免疫など体になくてはならない大事な働きも、必要な栄養素が十分に満たされて初めて、ちゃんと機能することができるのです。栄養がしっかり摂れていなければ、当然ながら、消化・吸収の力が落ちたり、免疫力が低下したりして容易に病気に侵されてしまうことになりかねません。

食事は、健康を作り上げ、それを維持するのに非常に重要です。一方で、健康をぶち壊してしまうのもまた食事だということを忘れてはいけません。

少々極端な例が、欠乏症です。歯ぐきから出血をしている患者さんには、ビタミンCのサプリメントをしっかり摂ることで出血が治まるケースが多く見受けられます。軽度の出血なら、ビタミンCでけっこう状態がよくなります。

昔からビタミンCの欠乏症としてよく知られている病気に、壊血病があります。これは、全身のあちこちからの出血があり、ひどい場合は死に至ることもあります。15世紀から17世紀に七つの海に乗り出した「大航海時代」の船乗りに最も恐れられた病気でした。

これは体の構造を作る一番大事なタンパク質である「コラーゲン」の合成にはビタミンCが不可欠なため、欠乏すると皮膚や血管がもろくなり出血するのです。壊血病は最近は少なくなっていますが、歯ぐきからの出血は、これに近い「かくれ壊血病」の症状といってもいいでしょう。

「食べ物が豊かな時代になぜ？」と思う人もいるかもしれませんが、ストレスの多い現代、それに対抗するために必要なビタミンCの消耗が激しく、不足しがちな栄養素の一つになっているのです。

ビタミンCは体内で作ることのできない栄養素なので、しっかりと補給する必要があります。本来は食事から摂取したほうがよいのですが、症状の改善の場合には、食べ物からの摂取だけでは十分でないことが多く、医師に処方してもらったメディカルサプリメントを使うことをお勧めします。

健康な体を作るためには、必要な栄養を摂ることが大切ですが、骨や筋肉など全ての基本はタンパク質です。まずは動物性を中心とした良質なタンパク質をきちんと摂ることを最優先にしましょう。すると同時に必要なビタミン・ミネラルも摂取できていることが多いものです。

糖質も必要な栄養素ですが、少なくとも体の構成成分にはなりませんし、私たちには必要なブドウ糖（グルコース）を脂質やタンパク質から作り出す「糖新生」という機能が備わっています。余分な糖質は体内で脂肪に変わるだけですから、控えめなくらいでちょうどいいでしょう。摂りすぎは、生活習慣病のモトになるので注意が必要です。

“歯の健康”と免疫力の関係

序章でも書いた通り、最近では、平均寿命よりも健康寿命が話題にされることが多くなっています。寝たきりや認知症の状態でずっと長生きするよりは、自分で身の回りのことができ、社会参加もできるような生活を少しでも長く続けたいと思うのは、誰でも同じなのではないでしょうか。

口の中が良好な状態の人は、そうでない人よりも医療費がかからないということは、データによって明らかにされています。口の中が健康な人は、いろいろな慢性疾患にかかっていないことが多く、医療費が少なくてすみます。

口の中が健康な人は、それだけ免疫力が強く病気にもかかりにくいといえます。だからこそ、医療や福祉に依存しないですんでいる、つまり健康寿命が保てている、ということになります。逆に、口の中の状態がよくない人は、栄養の面でも問題を抱えていることが多く、免疫力も低下していることが考えられます。ということは、慢性疾患を引き起こしやすく、結局いろいろな病気を発症しやすくなるということ。悪化すると、医療や福祉に依存せざるを得なくなるのです。こうなると、平均寿命との差が大きく開いてしまうことになります。

厚労省の「健康日本21」では、認知症や寝たきりの大きな原因は生活習慣病である、という考えの下、栄養・食生活、身体活動・運動、休養・こころの健康づくり、糖尿病、がんなど9分野にわたる重点領域で、生活改善目標が設定されています。

その一分野として〝歯の健康〟も重点領域に取り上げられ、う蝕・歯周病の予防、歯の喪失防止が主な目標として掲げられています。

歯を守ること、歯周病などを予防して口の中を健康に保つことは、生活習慣病から身を守ること。あなたの健康寿命を延ばして、医療や福祉に依存しないですむ健康な生活につながります。それこそが、あなたが望んでいる豊かな晩年なのではないでしょうか。

実年齢と異なる5種類の年齢

「あなた、おいくつですか？」

他人、特に女性に年齢を聞くのが失礼かどうかはともかく、実際の年齢を聞いたとき、「そうは見えない。ずっと若く見える」ということがよくあります。もちろん、口にはしませんが、逆に老けて見えることも少なくありません。

実際の年齢と差があるのは、体の中も同じです。骨、筋肉、ホルモン、神経、血管……それぞれが消耗度や機能の低下の度合いなどに応じて年齢があり、個人差があります。

健康な人の骨年齢や血管年齢など5種類の年齢は、同年齢の不健康な人よりも、ずっと若いようです。

●骨年齢&ホルモン年齢

中高年、特に閉経後の女性は骨密度が低下して、骨粗鬆症《こつそしょう》になる人が多くなります。これは、女性ホルモンのエストロゲンが減少し、骨のカルシウムを溶かしてしまうことが、大きな原因です。つまり、骨年齢、ホルモン年齢が上がってしまっているわけです。

骨粗鬆症になっている人は、そうでない人に比べて歯周病の活動性が高く進行していたり、歯を支える歯槽骨が溶けてしまっていたりする割合が高いという調査結果もあります。

歯周病などでよく噛めない状態になると、たとえば、小魚を丸ごと食べたりすることができずカルシウムの摂取量が減ってしまうため、歯や骨だけでなく、筋肉や神経の正常な働きにも不可欠なカルシウムを自分の骨から取り出すこととなり、その結果、骨粗鬆症に拍車をかけるという悪循環に陥ります。

特に高齢者は、骨を維持するホルモンのカルシトニンも減少します。骨年齢、ホルモン年齢が上がると歯と歯周組織も老化が進み、骨年齢なども老け込んでしまうことになるのです。

●筋肉年齢

筋肉年齢に関しては、こんな調査があります。加齢により筋肉量・筋力が減少することを「サルコペニア」と呼びますが、高齢者でサルコペニアになるケースでは、男性は食物摂取の多様性、女性ではよく噛める度合いがキーになっているということがわかりました。サルコペニアが進むと日常生活で自由に体を動かせなくなる、つまり周囲からの介護などが必要になるリスクは3・6〜4・1倍に上がるという調査結果もあり、歯のコンディションは、全身の筋肉量や生活の自立度に深くかかわっているのです。

高齢になると転倒して骨折することが多くなりがちですが、転倒は筋力の衰えの現れです。また、嚙み合わせが悪くなると体のバランスが取りにくくなり、転倒のリスクが高まります。サルコペニアは、口の健康、骨年齢とも密接な関係があることがわかります。

●血管年齢

アメリカの医学者ウイリアム・オスラーは「ヒトは血管とともに老いる」という言葉を遺していますが、血管年齢は動脈硬化の進み具合に現れます。

その目安は、心筋に酸素と栄養を供給する冠動脈が狭くなり狭心症や心筋梗塞の危険が高まっている率や、厚くなるほど動脈硬化が進んでいるとされるCIMT（頸動脈内中膜複合体厚）などで評価されますが、全身的な細菌感染が進んでいる歯周病患者は、冠動脈病変が見られる率が歯周病のない人たちの1・75倍、平均のCIMTが同じく0・03ミリ厚くなっているというデータがあります。オスラーの言葉は「血管は歯周病で老いる。歯周病を治せば若返る」と言い換えることができるでしょう。

●神経年齢

神経年齢についても、口の状態とのかかわりがあることがわかっています。

65歳以上の日本人を対象に、４年間追跡した調査によれば、歯がほとんどなくてかつ義歯を使っていない人は、20本以上の歯がある人と比べて、認知症の発症リスクが1・85倍も高いという結果が出ています。それに対し、歯がなくても義歯を使用している人の場合は、歯がある人と発症リスクに差は認められなかったそうです。

噛むことは中枢神経を刺激し、脳細胞の減少を抑制するといわれています。中枢神経と「噛める」機能との深い関わりを示しているといえそうです。

「噛める」ことは生命維持の基本

平成元年に、当時の厚生省と日本歯科医師会が中心になって「８０２０（ハチ・マル・ニイ・マル）運動」がスタートしました。「80歳になっても、自分の歯を20本以上保とう！」と、広く呼びかけていますから、聞いたことがある人も多いことでしょう。

歯が上下合わせて20本あれば、大体の食品を容易に噛めて、食生活に満足できます。そして、この「噛める」ということは、生命維持の最も基本的な条件の一つということがわかっています。

というのも、ある調査で、65歳以上の地域住民を9年間追跡したところ、何でも食べられると感じている人は、そうでない人より死亡率が1・63倍低かったそうです。回答者たちの他の病気や社会活動などとは関係なく、この数字が出ています。

嚙めること、その中でも特に、奥歯の嚙み合わせは、咀嚼《そしゃく》するのに最も重要なことの一つです。嚙み合わせがしっかりしていることは、口にする食材の多様性につながります。それだけ、食事を楽しめるということになるのです。

また、残念ながら自分の歯を失ってしまって、もう20本も残っていないという人も、長生きは無理か……などと悲観することはありません。咀嚼できることが大切なのですから、義歯を使って自分の歯のようにちゃんと嚙めれば問題はありません。

それは、65歳以上の女性を8年間追跡した別の調査の結果が証明してくれています。この調査によれば、嚙み合わせがなく、義歯も使っていない人の死亡率は、義歯を使っている人の1・52倍も高くなってしまうことがわかりました。ちなみに、奥歯で嚙める人は、まったく嚙み合わせがない人に比べて、死亡率が0・78倍と低かったそうです。

できれば、できるだけ長く自分の歯で、それが難しくなっても、ぴったり合った義歯で自分の歯のように嚙めることが、健康寿命を延ばすためにも必須といえるでしょう。

「ひと口30」のススメ

現代人は、咀嚼回数が減っているといわれています。

前項で「噛める」ことは、生命維持の基本条件と述べたばかりですから、これは見逃すことのできない状況ではないでしょうか。

歯がなくなってきて咀嚼が難しくなってきたというのならいざ知らず、歯がちゃんとそろっているにもかかわらず、咀嚼回数が減っているのは、宝の持ち腐れ、といえなくもありませんね。

最近、噛むことが少なくなった大きな要因として、加工度の高い食べ物を多く摂るようになったことが考えられます。しっかり加工してあるものは、柔らかくて食べやすいものがほとんどです。ファーストフードで食べられているものが、よい例でしょう。

「８０２０運動」を進めている８０２０推進財団は、噛むことの８大効用を挙げ、その頭文字から〝ひみこの歯がいーぜ〟というフレーズを謳っています。

つまり「肥満防止、味覚の発達、言葉がはっきり、脳の発達、歯の病気を防ぐ、がんの予防、胃腸の働きを促進、全身の体力向上と全力投球」の８つ。最後の全力投球というのは、歯を食いしばると力がわいてくる、ということのようです。

最近「カムカム・ダイエット」などというのも耳にしますが、よく噛むと脳の中の満腹中枢が刺激されて、食べ過ぎが防げます。食べ過ぎなければ、肥満も少なくなります。

ここでは、「ひと口30」をお勧めします。ひと口食べたら、30回は噛むようにしましょう。初めのうちは少々気が急《せ》いてしまうかもしれませんが、意識して噛んでいれば、段々と慣れてきます。

よく噛むと、唾液の分泌が盛んになります。虫歯や歯周病を予防するのはもちろん、唾液に含まれる殺菌作用を有効に使うためにも、またセロトニンなどホルモンの分泌を促すためにも、30回噛むことを意識してみましょう。

この30回という数字は、日米共通のようです。米国抗加齢医学会でも、同じく30回を奨励する発表が見受けられました。

病原菌と戦う「透明な血液」唾液はスゴイ！

よく噛むことをお勧めする最大の理由は、唾液の分泌を活発にするのに非常に効果があるからです。

噛めば噛むほど味が出るというか、噛むことで味覚が刺激されると、それがまた、さらに分泌を促します。それに、いろいろなホルモンの分泌も盛んになります。

では、噛むことで分泌された唾液は、口の中でどんな作用をしているのでしょう。

唾液はさまざまな働きを持っていますが、よく知られているのは消化作用です。唾液に含まれるアミラーゼが、デンプンやグリコーゲンといった多糖類（糖が長くつながった炭水化物）の消化を開始します。また、食塊形成作用といって、食べ物と混ざり合って、飲み込みやすくしてくれます。

まさに、口腔は消化器官の入り口。消化のスタート地点で、消化器官に直結しており、免疫の働きの面でも、とても重要です。

唾液には、免疫グロブリンＡ（ＩｇＡ）や、抗菌作用のあるリゾチーム、ラクトフェリンなどが含まれていることは前にも触れました。これらは、飲食や呼吸などで口から侵入してくる病原菌をブロックするのに欠かせない存在なのです。

この大事な唾液の原料となっているのは血液です。唾液は、全身の栄養、代謝状態を反映する「透明な血液」といってもいいでしょう。

血液に含まれるコルチゾールなどのホルモンも、多くはありませんが唾液中に含まれていま

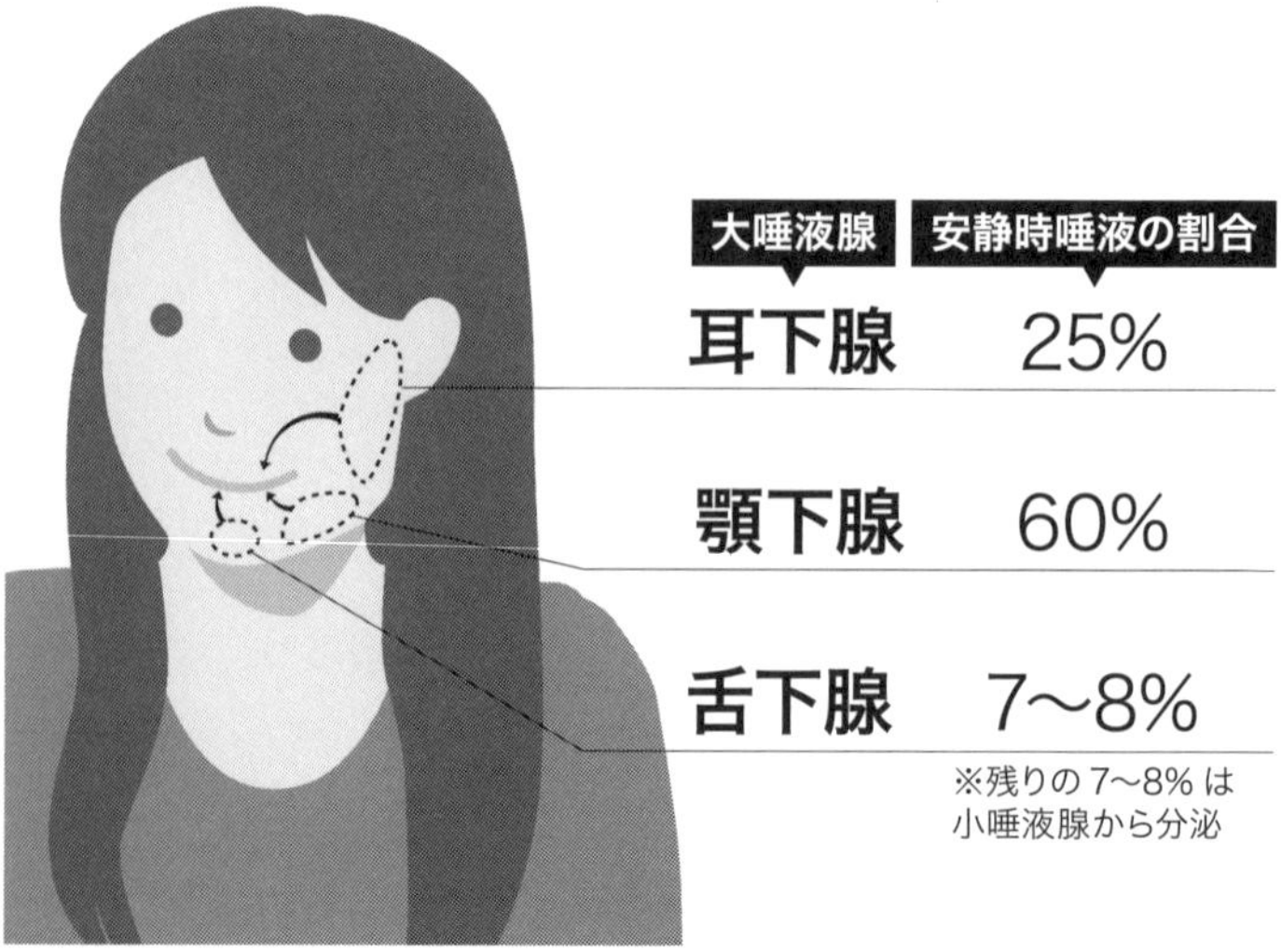

す。ホルモンはほんのわずかな量で強い生理作用を示す、たとえれば「鋭い刃物」のようなものです。刃物を鞘《さや》から出して持ち歩いたら、ケガの元ですよね。なのでホルモンが作られた場所から作用するところまで血液中を運ばれるときには、大部分が刃物の鞘にあたる運搬タンパクと結合するなどして非活性型になっています。ですから血液中のホルモンは活性型と非活性型の両方を測定することが多いのですが、唾液に出てくるのは活性型のみです。その特徴を利用して副腎や性腺ホルモンの検査に使われることがあります。

唾液は、主に耳下腺《じか》、顎下腺《がっか》、舌下腺《ぜっか》の大唾液腺と、口腔のあちこちにある小唾液腺から分泌されます。

また、食事などの刺激によって分泌される

「刺激時唾液」と、ふだんから少しずつ出ている「安静時唾液」があります。安静時唾液は、耳下腺から25％、顎下腺から60％、舌下腺から7〜8％、残り7〜8％が小唾液腺から分泌されています。

ドライマウスを予防するためには、安静時唾液の分泌を活発にするのがキーポイントになります。ときには、唾液腺を軽くマッサージするのもよいでしょう。その際、耳下腺より顎下腺をマッサージするほうが、効果が高いことになります。

糖尿病・メタボと歯周病の密接な関係

わが国の糖尿病患者の数は、予備軍も含めて約２０００万人にも上るといわれています。最近では、糖尿病と歯周病の密接な関係が、一般にもよく知られるようになってきました。

ですから、歯周病のデータを見れば、かなり高い確率で糖尿病を診断することが可能になっています。アメリカ・コロンビア大学の研究では、４本以上歯を失くしていて、歯周ポケットの26％以上が中等度の５ミリ以上ある人のうち、73％が糖尿病にかかっていたというデータがあります。さらに血糖値を知るための目安として一番普及している検査項目である血中のＨｂ《ヘモグロビ》

Ａ１ｃ《エーワンシー》値を測定して５・７％以上あれば、確率は92％まで上昇するそうです。

糖尿病患者は、メタボリックシンドロームを発症しているケースが多くあります。内臓脂肪型肥満の割合が高いのはもちろん、血糖値が常に高いため血管の内面にはいつも炎症が存在し、体をサビさせる（老化させる）活性酸素が発生しています。その結果、血液中のコレステロール（細胞膜を生成するのに必要な要素で、生きていくうえで欠かせない物質の一つ）の酸化が進行し動脈硬化が進みます。

そのメタボリックシンドロームの傾向がある人は、ない人よりも歯周病のリスクが高いこと、歯周病の原因細菌の血清抗体の数値も高い、つまり血液中に多くの歯周病菌が入り込んで免疫反応が起きていることがわかっています。さらには、メタボリックシンドロームの人は、そうでない人よりも歯垢の量が多かったり、歯が少なかったりというデータもあります。

逆に、口の中の状態が悪くなると、メタボリックシンドロームのリスクが高まってくるということも、証明されています。

メタボリックシンドロームの中心的な役割を果たしている肥満は、糖尿病や動脈硬化性疾患などを引き起こす最大の要因になっています。特に、内臓脂肪型肥満は、歯周炎と強く関連しているという報告もあります。

少し専門的な話になりますが、脂肪組織からは、ＴＮＦ－α（ヒト腫瘍壊死因子）、レプチン（食欲を抑制し、エネルギー消費を増加させるホルモン）、アディポネクチン（脂肪の燃焼や糖の取り込みを促進するホルモン）などさまざまな生理活性物質が分泌されていますが、これらは肥満などによって産生異常を起こし、血糖値を下げるホルモンであるインスリンの働きを阻害したり、動脈硬化を引き起こしたりします。

たとえば、肥満により血中のＴＮＦ－αが増えると、歯周病が悪化します。そして、歯周組織の炎症でＴＮＦ－αが増えるとインスリンの働きが阻害され、血糖値の調節作用が悪くなります。また、血清中のレプチン濃度は痩せた人より肥満の人のほうが高く、歯周病患者のレプチンが高いこともわかっています。

歯周病患者が治療を受けることで、この血清レプチンや、それと関連するＣＲＰ（Ｃ反応性タンパク）などが減少することからも、メタボリックシンドロームと歯周病の関係は明らかといえるでしょう。

糖尿病やメタボリックシンドローム以外でも、歯周病が関連していると思われる恐ろしい状態はいろいろあります。

歯周病の悪化に一番大きな役割を果たしているPg菌（バイオフィルムを構成する菌）が、関節リウマチを引き起こす原因のひとつとなっていることも一例です。関節リウマチ患者は、そうでない人よりも歯周病のリスクが8・05倍も高く、患者に歯磨き指導と歯周病治療をしたところ、リウマチの症状が改善したという調査結果もあります。

また、歯の噛み合わせが悪くなると、高齢者にとって介護が必要となる原因でもある転倒や骨折のリスクが高くなることについて、前に少し触れました。

国内のある地域の元気な65歳以上の人たちへの調査では、20本以上歯のある人に比べて、19本以下で義歯を使用していない人は、平均2・5倍も転倒リスクが高いという結果が出ています。62歳以上の住民を調べたスウェーデンの調査では、中等度以上の歯周病があると、大腿骨頸部や手の骨折リスクが2・1倍高く、歯周病に加えて骨粗鬆症もあると、そのリスクはなんと平均12・2倍にまで高まることがわかりました。

歯の喪失や、歯周病による歯のぐらつきで顎の位置が不安定になると、頭部や頸部の筋肉バランスがくずれやすくなり、全身の姿勢やバランスに悪影響を及ぼします。

まさに万病のモトともいえる歯周病。歯を失ってから、健康を害してから泣かないためにも、ケアはしっかりと早めにしましょう。

将軍やファラオも歯周病に悩んでいた⁉

徳川家2代将軍秀忠公をはじめ6人の将軍が眠る東京・増上寺。その徳川家の墓所の調査から、将軍たちも歯周病に悩まされていたということがわかっています。また、古代エジプトのファラオや上流階級の人たちも、そのミイラの研究などにより同様の症状が見られたそうです。生活様式や生活習慣が現れるといわれる歯周病ですが、将軍たちは庶民よりも現代人に近い生活をしていたことがうかがえます。世代を経るに従い、歯周組織は脆弱《ぜいじゃく》になってきているようです。

連動する口腔環境と腸内環境

食べ物が口へ入ってから、その後どんなルートをたどって体の栄養になっていくのか、皆さん何となくおわかりですよね。

口腔内へ入ると、食べ物はまず咀嚼によって細かく砕かれ、唾液と混ぜ合わされて消化が始まります。飲み込んだ食べ物は食道を経て、胃へ。ここで、さらに消化が進み、小腸、大腸へと進んで、消化・吸収されていきます。

まさに、口は消化器官のスタート地点であり、腸までずっとつながっています。ただ、口腔と腸は物理的にはつながってはいても、これまでは、機能的なつながりはうすく直接影響を及ぼしあうことはないと考えられていました。

ところが、最近の実験によれば、歯周病菌をマウスに飲ませると、腸内細菌バランスが乱れるということが明らかになり、機能の面でも、口腔と腸は関係し合っているということがわかってきたのです。

この関係は、新潟大学の研究結果で証明されました。歯周病の代表的な病原菌であるポルフィロモナス・ジンジバリス菌（Pg菌）をマウスの口腔から投与するというもので、その結果、マウスの腸内細菌のバランスが大きく変化し、全身的な炎症を引き起こしたそうです。

つまり、口腔の環境が悪化すると、腸内細菌のバランスが乱れ、腸内環境も悪くなるということになります。この腸内細菌は、ある種類のリンパ球の発達にかかわっているため、腸内環境が悪化すると、免疫機能の調節が難しくなります。

一方、口腔内にある免疫細胞は、腸管で成熟したものがリンパ管を経由して、口腔に到達したものです。そのため、腸内環境が悪くなると、口腔内の免疫力もダウンしてしまいます。

口腔と腸はただつながっているというだけでなく、どちらかの状態が悪くなると、もう一方の働きも悪くなってしまう深い関係にあるのです。

ちょっと不思議に聞こえるかもしれませんが、お腹の元気をキープするためにも、正しい歯磨きは大切なのです！

歯周ポケットから侵入した細菌の毒は全身に拡散する！

消化器官のスタート地点である口腔は、体に不可欠な栄養の入り口であり、同時にさまざまな病気の侵入口でもあります。

よく噛んで食べることで唾液をたっぷり分泌すれば、その強い免疫力が病原菌をブロック！病気の侵入を、まさに最前線で阻止してくれます。

口の中のよい状態をキープしていれば、口だけでなく、直接つながっている腸内の環境もよくなります。腸内バランスを整えることは、全身の免疫力を強化することにもなります。

ところが、歯周病などで口の中が悪化すると、腸内バランスが乱れ、免疫力が低下していろいろな病気の引き金になります。また、歯周病の細菌が血管に入ると、全身の炎症を加速させます。この炎症は、脳にも悪影響を及ぼし、認知症にもつながります。

歯周病と全身の炎症との関係については、序章の中でも少し触れましたが、もう少し詳しく見ていきましょう。

口の中の細菌が体内のあちこちに運ばれるルートは、ほとんどが血管経由です。最も代表的な症状に、細菌が血液中に入り込み全身に広がる「菌血症」がありますが、これは、細菌が直接歯周ポケットの血管から侵入したもの。血液中に入った細菌が、心臓の内側の膜、ときには弁膜にも付着し感染巣を形成して起きるのが感染性の心内膜炎です。この病巣からは、かなり高い頻度で口腔内の細菌が検出されています。

また、歯周病の患部からは、炎症性サイトカインというタンパク質が放出され、血管を通じて全身に運ばれます。

この炎症性サイトカインが動脈の中に入ると、免疫機能の中心的な役割をするマクロファージを刺激。これで活性化したマクロファージは、炎症によって酸化されたＬＤＬコレステロール（いわゆる悪玉コレステロール）を取り込んで「泡沫細胞」に変身します。泡沫細胞が増えると、次第に変性して「アテローム」という塊を作り、血管を狭めることになります。血管が狭くなれば、当然、血流が悪くなります。

このアテロームは、血栓のモトになる恐ろしい存在です。アテロームができると、動脈がその場で閉塞するか、塊が遊離して下流の動脈に流れていき、詰まって血栓に。これが、心臓や脳で起これば、心筋梗塞や脳梗塞を招くことになります。

ほかにも、虫歯の原因菌であるミュータンス菌は、脳の炎症にかかわりがあることが最新の研究で明らかになっています。これは、ミュータンス菌のうち、ｃｎｍという止血作用を妨げる特殊な遺伝子を持つ種類が炎症を引き起こし、脳出血の発症に関与しているというものです。

「虫歯くらい平気」「歯周病くらいどうってことない」などと侮っていると、いつの間にか、全身に細菌がまき散らされていた……ということにもなりかねません。そのくらい、口内の細菌は手強いのです！

第２章　認知症の原因も口の中にあった!?

認知症は脳の炎症

認知症の原因が口にある――などと言われても、「まさか、ウソでしょ！」「そんな話聞いたことないし、ちょっと信じられない……」そう思う人もいるのではないでしょうか。だからこそ、ここでは口の中の健康と認知症との関係について話をしようと思います。

もちろん、認知症との関係については、私ひとりが言っているわけではなく、それを裏付けるような事実が、最近次々と解明されてきているのです。

その重要なキーワードのひとつが「炎症」です。炎症は、簡単にいうと、体の外から入ってきたり、体内で生まれたりした害のあるものへの防御反応です。

体は自分自身、つまり自分の細胞を破壊してでも悪いものを取り除こうとします。そうして、生命の危機から逃れようとするのです。いわば「肉を切らせて骨を断つ」という戦術、これが炎症というわけです。

ただ、そのプロセスで、さまざまな作用をする「生理活性物質」というものが生まれます。それは、タンパク質の一種であったり、活性酸素であったりしますが、これらが炎症を起こしている場所だけでなく、全身的に病的な老化や認知症を招く原因になることがわかってきました。

老化のひとつの症状としての認知症も、実は「脳の炎症」だといわれています。認知症の中でも最も多いアルツハイマー型認知症（ＡＤ）は、アミロイドβ《ベータ》（Ａβ）という特殊なタンパク質が脳内に増えることが原因ですが、脳に炎症があるとこのＡβが増えやすく、またＡβの増加がさらに炎症を引き起こすことが実証されています。そして、老化や認知症と関係が深い炎症は、激しい急性の炎症ではなく、むしろ「長く続く慢性の小さな炎症」だということも明らかになってきているのです。

そんな小さな炎症のひとつ、口の中で起きる炎症の代表的なものが「歯周病」です。最近では、この歯周病が、アルツハイマー型認知症に影響を及ぼしているということが知られてきました。

というのも、アルツハイマーで亡くなった人の脳を調べたところ、歯周病原因菌のリーダー格であるPg菌が発する毒素ＬＰＳが高頻度で検出されているのです。これに対し、アルツハイマーを発症していない人の脳からは、この毒素は検出されていません。

また、歯周病がアルツハイマー病を悪化させるという動物実験の結果もあります。

これは、人工的にアルツハイマー病に罹患《りかん》させたマウスを2グループに分けて、一方だけを歯周病菌に感染させるというもの。４か月後にマウスの脳を調べたところ、両方とも記憶力に関係する脳の海馬にAβが増えていましたが、歯周病のマウスのほうが、面積で約2・5倍、量で約1・5倍多くなっていたのです。

研究のリーダーの名古屋市立大学・道川誠教授によれば「歯周病治療で、認知症の進行を遅らせられる可能性が出てきた」ということです。

歯周病の毒は口から全身、そして脳へ

老化や認知症に関係が深い「長く続く慢性の小さな炎症」についてもう少し見てみましょう。

歯周病はその慢性炎症の一つですが、ほかにも、たとえば糖尿病で血糖値が高いと血管の壁を傷めつけて炎症を起こします。また、腸内バランスが乱れると腸の壁が薄くなり、腸そのものや、門脈経由で肝臓に慢性的な炎症を生じていることもあります。

この小さな炎症の中でも、影響が大きいものとして、今最も注目されているのが、歯周病なのです。2015年12月に、米国抗加齢医学会総会に参加したときにも、多くの発表者が歯周病のことを指摘していました。

歯周病は、重症化しない限り強い症状はありません。自覚症状は少なく、中等度までは自分

で見つけるのが困難な病気です。

この原因は細菌感染ですが、その原因菌は口の中だけでなく、全身に拡散して悪さをしているのです。

原因菌が発するＬＰＳは、先に書いたようなアルツハイマーの人の脳だけでなく、大腸がんの人の病巣からも発見されています。この毒が全身に散らばっていくことは、容易に想像できますね。

厚労省の調査によると、50代後半から60代前半にかけて歯周病がある人の割合は、８割を超えています。また若い世代でも、歯周病にかかっている人は少なくありません。

それはつまり、日本人の多くに、歯周病による小さな炎症が相当長い期間にわたって続いている可能性があるということを表しています。年齢とともに歯周病は重症化していき、その小さな慢性の炎症が、徐々に脳の炎症をも悪化させていくことが考えられます。

これに関連して、興味深い調査結果が最近発表されましたのでご紹介しましょう。

軽度から中等度のアルツハイマー型認知症の60名の高齢者（70代後半）を対象として、歯周病の有無で認知機能の低下のスピードに差があるかどうか比較しました。

その結果、

「調査開始時の認知機能の程度にかかわらず、歯周病の病状が重いほど６か月後の認知機能の低下速度が速かった」

ということが明らかになりました。

ここから考えられるのは、

「いま認知機能がそれほど悪くないからといって歯周病を放置していると認知が悪化する恐れがあるし、歯周病治療をすると認知機能の低下をゆるやかにできる可能性がある」

ということになります。

アルツハイマー病の罹患率は、70代から急激に増加します。アルツハイマー病の原因となる脳内物質Aβの蓄積は、発症する15年ほど前から始まりますが、まさに歯周病罹患のピークの年代と重なっているのです。歯周病と認知症とのかかわりが非常に気になります。

「TIME」誌が特集！　炎症は「SECRET　KILLER」

このような小さな炎症の怖さについて、アメリカでは、今から10年以上も前に「TIME」誌が取り上げています。

2004年2月23日号の表紙を飾った「THE SECRET KILLER」（秘密の殺人

者）という特集がそれで、副題には「炎症と心臓発作、がん、アルツハイマーやその他多くの病気との驚くべき関係。あなたはそれにどう立ち向かうか？」とあります。

１９２３年創刊の「ＴＩＭＥ」誌は〝アメリカ社会にとって影響の大きい人物や事柄〟を常に表紙にしていますが、健康は、その重要なテーマのひとつです。健康問題はそれ自体に加えて、医療・福祉を通じて社会と経済の問題でもあるからでしょう。

つまり、歯周病のような慢性的な小さな炎症が、がん、糖尿病、高血圧症などの生活習慣病の悪化に大きく影響するということが、すでに問題意識をもって語られていたということになります。

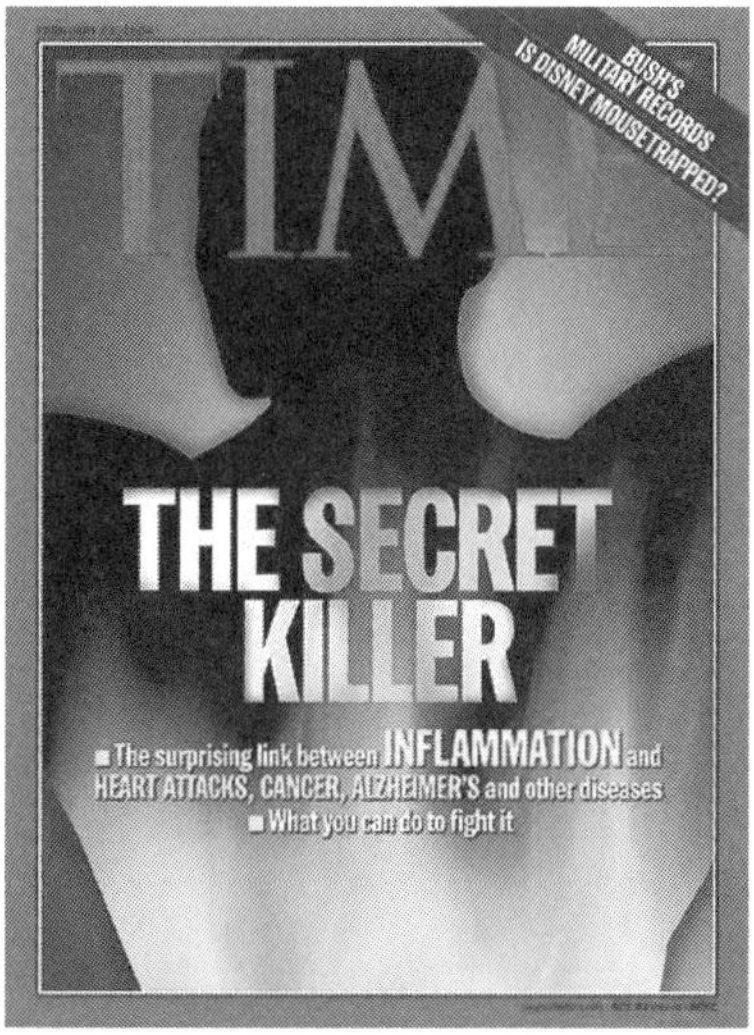

２０１５年12月、ラスベガスで開催された米国抗加齢医学会総会では、多くの発表者が、改めてこの特集を取り上げていました。

発表の内容は、歯周病を「心血管疾患の主要な、中心的な原因」として指摘するものがほとんどでした。

このように10年以上も前から、歯周病の影響が話題となっているアメリカに比べ、日本では、ようやく一部の専門家が気づき始めたというのが現状です。

歯周病の全身疾患、未病への関与について理解している医科のドクターは、日本ではまだまだ少数派といえます。歯科からの情報発信が弱いことを反省せざるを得ません。

「天皇陛下の執刀医」も指摘する教科書外の事実

ここまで「日本ではまだ、歯周病の全身への影響の認識が十分ではない」と書きましたが、それにいち早く気付いていただいている、しかも超一流の先生がいらっしゃいます。２０１２年に天皇陛下の冠動脈バイパス手術を執刀された順天堂大学の天野篤教授です。当時メディアでも大きく報道されましたのでご記憶の方も多いと思います。

圧倒的な手術の実績を評価されて宮内庁からオファーを受け、順天堂・東大合同チームで執刀医を務めるという、異例の出来事の中心となったまさに「日本で右に出る者のない心臓外科医」といっていいでしょう。２０１６年4月からは附属医院医院長にも就任され、手術のかたわら病院全体の運営にも心を配る超多忙な日々を過ごされています。

同年6月の第16回日本抗加齢医学会総会（於・パシフィコ横浜）では招待講演をされ、私も直接先生のお話を伺うことが出来ました。

その天野先生が週刊新潮の連載「『佳（よ）く生きる』ための処方箋」第５回（２０１６年６月９日号）の「口は災いの元」というエッセイのなかで、

「厄介なことに口腔内の細菌は血液中に入り込みやすい傾向があるようです。（中略）こういった事態を防ごうと、心臓やがんの手術、抗がん剤による化学療法などの前に、歯科医師のもとで口腔内をきれいにする『周術期口腔ケア』が行われています」

「また最近、注目されているのが『慢性炎症』です。たとえば歯周病で歯茎に炎症があると（中略）その免疫の連鎖反応が血管内にも飛び火します。その結果、起こるのが動脈硬化の悪化。（中略）実際、歯周病の人は心筋梗塞になるリスクが高いという報告もあるほどです」

と書かれています。

天野先生は「口腔内の細菌は血管内に侵入しやすい」ということを、「医学の教科書には書かれていません。７２００例以上の心臓手術をしてきた外科医の実感であり発見」だと書かれているのです。

そしてエッセイの最後は、「まさに口は病の元。下手をすると命取りになりますから、くれぐれもご用心を」と結んでいます。まさに私がこの本で皆さんにお伝えしたい一番大事なことです。「患者を救うためにはできることは全てやる。絶対に妥協はしない」とおっしゃる先生だからこそ辿り着いたご見識なのではないでしょうか。

慢性炎症を検出する「高感度ＣＲＰ」

この恐ろしい〝ＳＥＣＲＥＴ　ＫＩＬＬＥＲ〟の慢性炎症は「シークレット」とはいえ、全く見つけられないかといえば、そんなことはありません。

炎症や感染症にかかっているかどうかを調べる検査の一つに、ＣＲＰ測定があります。ＣＲＰとは「Ｃ－リアクティブ・プロテイン（Ｃ反応性タンパク）」のことで、基本的な血液検査の項目のひとつです。体のどこかに急性炎症が起こると、このタンパクが24時間以内に急増し、通常の１０００倍もの濃度になるため、これまで発熱を伴うような感染症の目安として使われてきました。

このような急性の炎症の場合には、ＣＲＰは大きく上昇しますので、その感度は最低０・１ｍｇ／ｄＬ程度まで検出できれば十分とされていました。

ところが、最近では、動脈硬化やがん、認知症などの発症には急性の強い炎症ではなく、「長く続く慢性の小さな炎症」がかかわっていることがわかってきました。

このような小さな炎症があると、活性酸素が慢性的に発生して細胞を構成している分子が酸化されやすい、いわば体がサビつきやすい「未病」の状態になっていきます。この場合にはＣＲＰの上昇がわずかなため、これまでの方法では検出が不可能だったのです。それを可能にしたのが「高感度ＣＲＰ」で、これまでの約10分の１の量でも正確に測定できるようになりました。

現在では、慢性の炎症の度合いなどを知るための検査として使われるようになっています。そして、この高感度ＣＲＰの検査によって、歯周病の治療をするとＣＲＰの数値が下がるという驚くべきデータが報告されています。

これは、広島大学などが行った共同研究の結果、重度の歯周病のある糖尿病患者は、抗菌剤を使った歯周病治療を行うことで糖尿病の目安であるＨｂＡ１ｃが改善することが明らかになったというものですが、それと同時に高感度ＣＲＰが改善している、つまり全身的な炎症が減っていることも必見に値します。

実際のところ、糖尿病が改善していることばかりが話題となっていて、ＣＲＰの低下があまり注目されないのが残念です。

私の医院でも、これと同様に歯周病の治療によって、ＣＲＰが改善するというデータを得られています。

小さい炎症をできるだけ早く見つけられれば、生活習慣病や認知症の発症リスクをそれだけ抑えることができるはずです。

噛めないと認知症が進む！

前章で、噛めることは生命維持のための基本条件ということで、死亡率との関係などについても触れました。

歯周病や虫歯が進行した結果として「歯を失う」という状況が生まれます。簡単にいってしまえば、当然「噛めない」ということですね。

この噛めないということもまた、認知症の進行と深い関係があるとしたら、あなたは再び驚かれるでしょうか。このことは「慢性の小さな炎症」と並んで、認知症発症の大きなキーワードになっているのです。

ここに、日本とアメリカの歯と認知症に関する興味深い調査結果があります。

1つめは、日本の43歳から89歳のアルツハイマー型認知症患者60人と、性別・年齢構成が近い健常者120人を比較した研究です。この研究によると、自分の歯を半分以上失っていたり、総入れ歯を使っていたりすると、アルツハイマー病を発症しやすいという結果が出ています。

また、同じく日本での調査ですが、65歳以上の４４２５人を4年間追跡した結果、自分の歯が20本以上ある人と比べて、自分の歯がほとんどなく、義歯も使っていない人は、認知症の発症のリスクが平均１・85倍も高まるというものです。

そして、もう１つは、アメリカで75歳から98歳までの尼僧１４４人を12年間追跡した研究データです。これによれば、残っている歯の数が少ないほど、アルツハイマーのリスクは高くなることが示されています。

歯の数でいえば、自分の歯が９本以下の人は、10本以上の人と比較して、平均２・２倍アルツハイマー病になりやすかったということです。

噛めないということは、それだけで、脳への刺激が減って認知症になる可能性が大きくなることが考えられます。

また、噛むのに支障が出てくると、自然と食事の内容が制限されることになります。ということは、何でもしっかり摂れていたときより栄養不足になる傾向があり、それが認知機能の低下に拍車をかけることになるといえそうです。

「オーラル・フレイル」で社会から孤立することのリスク

「オーラル・フレイル」という言葉を聞いたことがある人は、まだ多くないかもしれません。これは、歯や口の中の機能が弱くなることをいいます。

自分の歯を失ったり、歯周病が悪化したりしてしっかり噛むことができなくなると、オーラル・フレイルが進み、栄養が十分に摂れなくなると同時に、全身の運動機能も衰えてきます。そして、足腰も弱くなり、だんだんと活動が制限されてきます。

活動的でなくなると、ますます体は弱ってきます。そして、外に出るのが大変になると、どうしても家に閉じこもりがちになり、社会から孤立することになります。

また、うまく噛めないということで、友人たちと食事をする機会を敬遠してしまうこともあるでしょう。すると、ますます社会から遠ざかってしまいます。

入れ歯安定剤などのCMの話を前にちょっとしましたが、家族や友人たちと一緒に食事を楽しむシーンをよく目にしますよね。入れ歯安定剤を使うことの是非はともかく、噛めるうれしさ、人と食事をともにできる「幸せ」の表現は、その裏返しの〝一緒に楽しく過ごせない、孤独になる恐怖〟という潜在意識をついたもの。マーケティングとしては、非常に秀逸といえましょう。

口の機能が衰えて、社会から孤立することは、認知機能の低下やサルコペニア（加齢性筋肉減弱症）のリスクが高まることになるのです。

ここで、高齢者の社会性と認知症の関係を調べた調査をご紹介しておきましょう。

この調査では75歳以上の健康な高齢者１２０３名を、社会的なネットワークが十分なグループとそうでないグループに分けて比較しています。社会的なネットワークが十分なグループというのは、①結婚して誰かと同居している②子どもと満足する接触を週1回以上持っている③親族や友人と満足する接触を週1回以上持っているという３つの条件を満たしている人たちです。

この対象者たちを3年間にわたって追跡調査した結果、社会的ネットワークが十分なグループは、１０００人あたりの認知症の発症率は19人、ネットワークが乏しいグループでは、その約８倍の１５６・９人という数字が出ています。

認知症のリスクを防ぐためには、社会性を持ち続けることが大切なことがわかります。

国内外の多様な文化に触れるとき、その「食」を避けて通るわけにはいきません。アクティブに旅行を楽しんでいる人も多いことと思いますが、食べる楽しみのない旅行は、普通は考えられないのではないでしょうか。

食を満喫することは、噛むことと同時に、豊かな文化に触れる人間らしい情動を享受することでもあるのです。

この情動こそ、脳の活性化に欠かせないことなのかもしれません。

脳内の神経伝達物質は「メイド・イン・腸」

楽しい気分になったり、イライラしたり、落ち込んだり……私たちは、そのときどきにいろいろな感情を抱いています。そんな人間の情動に大きな働きをしているのが、脳内の神経伝達物質といわれています。

神経伝達物質というのは、脳内の神経細胞間で情報のやり取りをするために使われる物質で、この情報によって感情や体が動いているのです。

中でも、「幸せホルモン」とも呼ばれるセロトニンや、やる気アップホルモンのドーパミンなどがよく知られています。

脳の神経に働きかけて感情を左右しているため、「えっ?」と思う人もいるかもしれませんが、これらの物質は、実は、多くが腸で作られているのです。

たとえばセロトニンでは、その前駆物質である5－HTPはその多くが腸で作られます。落ち着きや快適さ、満足感などの感情は、セロトニンの働きによって感じることができます。このセロトニンが不足すると、イライラ、不安、怒りっぽいなど情緒不安定を引き起こし、うつ病を発症するリスクが高まります。

ドーパミンの働きは、快楽や多幸感といった報酬（ごほうび）系の感情を生じさせます。ドーパミンが放出されると、脳内には心地よい感情が発生。すると、この満足感、達成感がさらにドーパミンを放出させます。このシステムは、正常な快感とともに麻薬や覚せい剤のような薬物による快感や、そのような薬物への依存の形成にもかかわっています。

ドーパミンの前駆体のL－ドーパ、セロトニンの5－HTPの合成には、腸内細菌が重要な働きをしています。そのため、腸内環境が悪化するとこれらが不足し、正常な機能を保てなくなる恐れがあります。

セロトニンの原料であるトリプトファン（アミノ酸の一種）も、ドーパミンの原料のアミノ酸・フェニルアラニンも、肉や魚、乳製品などの動物性タンパク質に多く含まれます。噛めないことや食生活の変化などで栄養が不足してくると、このような感情のコントロールにも支障をきたすことになります。

また、歯周病の炎症から腸内環境が乱れてくると、神経伝達物質の産生が低下することもあります。それはすなわち、脳の神経の働きにも影響が出てくることが考えられるのです。

認知症にならないためにするべきこと

今や日本は押しも押されもせぬ長寿国。65歳以上の高齢者の人口は、すでに3000万人を超えています。厚労省の研究班によれば、2012年時点の認知症患者は約462万人、その予備軍は約400万人といわれています。

その数は、これからもますます増えることが予想され、3~4人に1人は認知症のリスクと向き合うことになるのです。そして認知症患者の中でも、約半数はアルツハイマー型といわれています。

長生きすればするほど、生活習慣病などの病気にかかったり、悪化したりするリスクは大きくなります。さまざまな病気が認知症の引き金になって、介護に依存しないといけない事態に陥るリスクも急激に高まります。

その重要な原因、それも、つい見逃してしまいがちな原因の一つが、歯周病であるということを述べてきました。できるだけ早いうちから歯のケアを行って、口の中を良好に保つことが、寝たきりや認知症を防ぐために必要なことをわかっていただけたのではないでしょうか。

そのためには、まず歯科への定期的な受診が欠かせません。前にご紹介した歯と認知症の関係についての調査で、こんな数字も報告されています。

65歳以上の日本人４４２５人を４年間追跡した研究で、かかりつけの歯科医院のない人は、定期検診を受けている人と比べて、平均１・44倍認知症になりやすいという傾向があったそうです。

また、アメリカの80歳を中心とした高齢者を18年間追跡した大規模研究では、過去１年間に２回以上歯科受診をしている男性は、受診していない人と比べて平均１・89倍認知症になりにくいという結果が得られました。

口の中のよい状態をキープすることは、認知症の予防、アンチエイジングに直結しています。定期チェックを受けて自分の歯を長く保つコツをつかむこと、そして不本意ながら歯を失ったときには、そのまま放置せずに、きちんと合った義歯を入れて補うことがとても大事なのです。

第3章　食べていると確実に死に近づく食べ物

「ヘルシーな食事」とは、どんな食事？

よく野菜たっぷりの食事をして、「体によい食事をした」と満足している人がいます。また、自然食、玄米菜食など「ヘルシー」を謳ったレストランもたくさんあります。

「ヘルシーな食事」とは、一体どんな食事をいうのでしょうか。

ヘルシーな和食が欧米で人気があると話題になったり、ヘルシーブームから粗食が注目を集めたりしたこともあります。

健康によい食事ということについては、意見もさまざまだと思いますが、それらは、ときには文化論に置き換えられていたり、しっかりとした科学的根拠に乏しいものだったりすることも少なくないようです。

たとえば、「和食」が2013年にユネスコ無形文化遺産に登録されたのは、記憶に新しいところでしょう。農林水産省が、この登録を申請した際に定めた「和食」の特徴としては「栄養バランスに優れた健康的な食生活」という記述がありますが、その本質は文化論に重きが置かれています。

また、何かと健康の敵のように扱われがちなコレステロールの例を挙げれば、その医学的根拠とされているものは古いものが多く、主として1990年代の論文なのです。中には、信頼性に疑問があるものも多いことは看過できません。

コレステロールを下げる医療を積極的に推進しているドクターがいるのは事実ですが、その先生方の間でも、「全ての人がコレステロールを下げるべきというのは、いかがなものか」という意見が大勢となっています。

ときには、ポジショントーク、つまり、その食品の売り上げにかかわる関係者の発言がベースになっていることもあります。

そんな意見を信じきっていると、ヘルシーどころか、大事な命を縮めかねません。

皆さんが本当にヘルシーな食生活を送れるように、体の中での栄養素の働きを踏まえ、より本質的な生化学レベルの、そしてまた実際の臨床の実態に合った食事法とは何かについて、書いていきたいと思います。

人の体はタンパク質でできている

「あなたの体は、あなたが食べた物で作られている」と、先に書きました。その主成分は、いうまでもなくタンパク質です。筋肉も臓器も、血管、皮膚、爪、髪……体を構成するすべてのモトになっています。

食べ物から摂取されたタンパク質は、消化器官でアミノ酸に分解され、小腸から吸収されます。その後、門脈、肝臓を経て血流にのって全身へ。体内の各組織に運ばれたアミノ酸は、必要に応じて、それぞれに合ったタンパク質に組み立てられ、筋肉や臓器などになったり、また、エネルギーになったりします。

そう、タンパク質はエネルギー源としても使われているのです。タンパク質が産み出すカロリーは、1グラムあたり4キロカロリーほど。ですが、タンパク質にはタンパク質にしかできない大事な働きがたくさんあります。

できれば、それらの働きを優先してほしいところなのに、その通りになるとは限りません。実は、生体にとってエネルギー確保が最優先のミッションとしてすり込まれているため、食事からのエネルギー摂取が足りなければ、体内のタンパク質が分解され使われてしまうのです。そうならないためにも、カロリーがタンパク質の倍以上の1グラムあたり9キロカロリーもある脂質をエネルギー源としてしっかり摂って、それを燃料として使えることが重要です。

ところで、タンパク質にしかできない大事な働きというのは、大きく分けて、次のようなものがあります。

●肉体を作る構造タンパク質
皮膚、爪、歯、消化管上皮、筋肉などを作ります。骨の基質（骨組み）などはコラーゲンから作られますが、コラーゲンもタンパク質です。

●大事なものを運ぶ運搬タンパク質
代表的なのが、全身に血液中の酸素を運ぶヘモグロビンや、多くの栄養素を運ぶアルブミン。また、各ホルモンにはそれぞれ専門の運搬タンパク質があり、これと結合することでホルモンは不活性化するため、活性化度の調整役も果たしています。

●いろいろな働きのモトになる機能タンパク質
小腸で分泌されるタンパク質分解酵素などの酵素、血糖値を下げるインスリンなどのホルモン、粘膜の免疫機能のエースＩｇＡなどの抗体もタンパク質。また、ビタミン・ミネラルなどの栄養素を「鍵」にたとえれば、それが作用する場所で結合する「鍵穴」にあたる受容体（レセプター）も、その多くがタンパク質から作られます。

さらに、脳内伝達物質の原料もタンパク質で、これらがうまく作られないと集中力の維持や情緒の安定、認知機能などに悪影響を及ぼすことも。

それほど体に重要なタンパク質を摂るなら、「ヘルシーな大豆などの植物性タンパク質を！」と思う人もいるかもしれません。これまでのヘルシーブーム、健康情報などで、体によいのは植物性タンパク質、というのが常識のようになっていますが、食事の中心には、肉や魚の動物性タンパクを置くことをお勧めします。

食べ物によりタンパク質の種類は異なりますが、理想的なアミノ酸組成なら、植物性より動物性のほうが上です。ビタミンB群も、胎児の二分脊椎症を防止するために必須な葉酸は葉物野菜から摂らなければなりませんが、それ以外は動物性のほうが豊富ですし、不足すると悪性貧血のもとになるビタミンB_{12}は、動物性食品以外からはほぼ摂ることができません。さらに、吸収のよい有機鉄（ヘム鉄）は、肉ならしっかり摂ることができます。

健康な体作りは、肉食から。タンパク質をしっかり摂って、全身の働きもパワーアップしませんか。

メタボ解消・ダイエットには何が有効か

「メタボが心配だし、ダイエットするぞ！」

そう決めたとき、カロリー制限、とりわけ脂肪を摂ることを控えるという人が多いのではないでしょうか。決心は固かったのに、油控えめの食事に我慢ができなくてリバウンドし、何度もダイエットを繰り返している人もいるかもしれません。

これまでのダイエットといえば、「脂肪の摂取を抑える」というのが最も効果的と思われていました。ところが、現在では、低脂肪食ダイエットの有効性に疑問が投げかけられるようになっています。

そのきっかけは、イスラエルで行われたＤＩＲＥＣＴ試験といわれています。この試験は、糖質制限食に関する有名なＲＣＴ研究で、ＲＣＴとは、データの偏り（バイアス）をできるだけ軽減した無作為化比較試験のことです。

ＤＩＲＥＣＴ試験では、調査対象者を低脂肪食グループ、地中海食グループ、低糖質食グループの３つに分けて、２年間追跡調査をしました。対象者の86％は男性で平均年齢52歳、平均ＢＭＩは約31ということですから、日本人から見るとかなり肥満体型といえそうです。

低脂肪食、地中海食グループとも、男性1日1800キロカロリー以下、女性1日1500キロカロリー以下のカロリー制限、低脂肪食グループは脂質30％以下、飽和脂肪酸10％以下、コレステロール1日300ミリグラム以下に抑え、地中海食グループは脂質35％以下を目標、30〜45グラムのオリーブオイル、20グラム以下のナッツという条件。また、低糖質食グループは、1日糖質20グラムに抑えて2か月、その後は1日最大120グラムまで徐々に増やし、摂取カロリー、脂質、タンパク質の制限はありませんでした。

その結果、体重減少が最も大きかったのは、なんと低糖質食グループだったのです。低脂肪食のメリットはなかったことがわかりました。

この調査期間中、低糖質食は、HDL（善玉）コレステロールの増加、中性脂肪の減少、総コレステロール／HDL比などでも好結果が得られたそうです。体重制限に有効なだけでなく、コレステロールなど脂質の指標も改善されたことで、低糖質食が脚光を浴びるようになったのです。

私は、必要な患者さんには「ゆるやかな糖質制限（1食あたり糖質40グラム程度）」の指導をしていますが、DIRECT試験の低糖質食は、まさに、ゆるやかな低糖質食です。

ダイエットを成功させるには、カロリーを減らすことばかりにこだわるのではなく、過剰な糖質や有害な食べ物を避け、タンパク質を中心とした〝その人に本当に必要な栄養〟を、〝その人に合った量〟で摂取することが何より大切です。

ただ、低糖質食が有効といっても、誰も彼もがそうすればよいわけではありません。特に不調を抱えている人や高齢者の場合は、低糖質食に詳しい専門家に相談し検査データをもとにして、本当に必要なもの、必要な量を突き止めていくことが大事です。それが最も効果的で、しかも安全な方法といえるでしょう。

また成長期の子どもが長期にわたって極端な低糖質食を摂ることの影響は、まだ十分に調査されているとはいえません。常に最新の情報を収集していく必要がありそうです。

「噛める」ことの重要性を表すデータ

ここまで何回となく、噛むことの重要性について触れてきました。今回は特に、栄養を摂るという点から、噛むことについて見ていきましょう。

歯の有無、あるいは義歯を使用しているか否か、すなわち「噛めるかどうか」によって、摂取できる栄養素に違いはあるのでしょうか。これに関して、多くの興味深いデータがあります。

まず、最初のデータは、歯の残っている（有歯顎）人、残っていない（無歯顎）人の２つに対象者をグループ分けし、４日間の食事の記録に基づく栄養摂取量、血液生化学検査に基づく栄養指標を比較したもの。この調査では、無歯顎者は非デンプン性多糖類（食物繊維）、タンパク質、カルシウム、鉄、ナイアシン（ビタミンB_3）、ビタミンCの摂取量が有意に少なく、また血清ビタミンC、ビタミンAも低いという結果が出ています。

さらにＢＭＩについて評価したところ、無歯顎者は、歯が11本以上残っているグループと比べて痩せ（ＢＭＩ20以下）の割合が高く、歯が20本以下の人たちは21本以上のグループより肥満（ＢＭＩ30以上）の割合が高いことがわかりました。

歯を失うことは、食べることができる食品群の制限や栄養バランスの悪化につながり、メタボリックシンドロームと関連する肥満、あるいはフレイル（虚弱）に伴う痩せなどにかかわってくることになるのです。

また、高齢者（74歳以上）57人を対象に、栄養評価として信頼性の高い測定法を用いた別の調査では、歯が19本以下のグループは、20本以上の人たちより、タンパク質、ナトリウム、ビタミンD、ビタミンB_1、ビタミンB_6、ナイアシン（ビタミンB_3）、パントテン酸（ビタミンB_5）などの栄養素の摂取量が低く、食品としては野菜、魚介類などの摂取量が低いことがわかりました。

もう一つ、これはアメリカの調査ですが、50歳以上の対象者を、自分の歯が18本以上のグループ、義歯を使用し、その適合（ぴったり合っていること）に問題がないと感じているグループ、義歯の適合に問題があると感じているグループの3つに分類。彼らの栄養素摂取量、栄養指標について比較しました。

その結果、義歯の適合に問題ありグループは、HEIスコア（アメリカ政府が定めた健康食指数）、野菜摂取量、多様性、ビタミンC摂取量、カロテン摂取量などが18本以上の人たちより低いことがわかりました。一方で、適合に問題なしグループは、18本以上グループとの間に差は見られませんでした。

ということは、もちろん自分の歯でしっかり噛めるのがベストですが、栄養素をきちんと摂取するには、義歯かどうかということよりも、ちゃんと噛めるかどうかが重要になるのです。歯科で定期的なメンテナンスを受け、自分にぴったりと合った義歯で噛むようにしましょう。

バラエティーに富んだ食材を摂る

気に入った料理があると、それを毎日でも続けて食べたいという人がいます。お菓子や果物をはじめ自分の好きなものを、いつも身近に置いていないと落ち着かないという人もいるかもしれません。

おいしいものを食べて満ち足りた気分になれるのは、とても幸せなことでしょう。ただし、もしそればかりずっと食べているとしたら考えものです。同じものを大量に、長期にわたって食べ続けるというのは、栄養が偏るモトになります。また、食物アレルギーになりやすくなるなどの問題もあるので注意が必要です。

健康を維持するためには、できるだけいろいろな食材を摂ることです。よく1日30品目を食べるのが理想的などといわれますが、そう簡単には摂れないかもしれません。30という数に厳密にこだわる必要はありませんが、そのくらいバラエティーに富んだものを摂るように心がけるのは大切なことです。

さまざまな食材を食べることは、それだけたくさんの種類の栄養を取り入れることです。ひと口にタンパク質を摂るといっても、牛肉、豚肉、鮭、青魚、大豆、牛乳……食材が違えば、含まれる栄養素はいろいろです。同じタンパク質でも、食品によりアミノ酸の種類や量も違います。

また、たとえば、唾液の働きをよくするのに必須ミネラルの亜鉛が有効ですが、その亜鉛の吸収を高めるためには、クエン酸とビタミンCを一緒に摂るのが効果的です。わかりやすく言うと、亜鉛たっぷりのカキにはレモン汁をたっぷりかけて食べると、味わいだけでなく栄養的にも◎になります。

ほかにも、単独では吸収がよくないカルシウムは、ビタミンDやクエン酸と一緒に摂ると吸収しやすくなります。糖質の代謝を促進させるにはビタミンB群と一緒に摂るのが有効です。

このように、他の栄養素と組み合わせることで、栄養素がサポートし合ったり、働きをよくしたりすることになります。

バリエーション豊かな食材を組み合わせて、おいしく効率よく、栄養もたっぷりいただきましょう。

ファーストフードがNGなこれだけの根拠

忙しい現代人が最も簡単にエネルギーを摂る方法……それは、精製度の高い食品を短時間で口にすること。ファーストフードが好まれている大きな理由は、まさに、ここにあるようです。

しかも、素早くカロリーが補給できるファーストフードは、柔らかく加工度が高い食品がほとんどです。柔らかいから、あまり噛まなくても食べられる↓歯が悪くて噛めない人が、好んで食べる↓粘着度が高いので、虫歯や歯周病を助長。まさに、悪循環に引きずり込まれることになります。

また、よく噛まなくても味がするような濃い味付けも、不健康にひと役買っています。舌の表面には細かい突起やヒダがあり、味を感じる味蕾《みらい》という感覚器はその奥にあります。食物がしっかりと噛み砕かれ唾液と混ざり合うことで味覚成分が味蕾に届き、初めて味を感じることができるのです。

このように食べ物の微妙な味を感じるには、ふつうは奥歯でしっかりすりつぶすことが必須なのですが、柔らかく味が濃いファーストフードはその必要なし。その結果、糖分や塩分などが過剰摂取になりやすいのです。

おまけに、ＨＦＣＳ（高フルクトースコーンシロップ）使用の甘いドリンクをセットにしたら、さらに健康を損なうことに。ＨＦＣＳは「異性化糖」「ブドウ糖果糖液糖」などとも呼ばれる甘味料です。

どのように作られるかというと、とうもろこしのデンプンを化学処理してブドウ糖の糖液を作り、それをさらに反応（異性化）させて果糖とブドウ糖の混合液にします。ブドウ糖をより甘味の強い果糖に変換して甘味を強めているわけです。

ＨＦＣＳが使われた甘いドリンクは、重い病気のリスクを上昇させるという調査結果もあります。これは、糖類入り飲料を１日１～２回飲んでいると、Ⅱ型糖尿病のリスクが26％、同じく心臓発作や致命的な心臓病のリスクが35％も高くなるというものです。

　また南カリフォルニア大学の研究では、ＨＦＣＳの水溶液を大量に摂取した若いラットが記憶障害と脳の炎症を起こし、糖尿病一歩手前の状態になることが明らかになっています。大人よりも子どもにより深刻な影響が出る恐れがあるのです。

　清涼飲料水やインスタント食品など、加工食品に多く添加されているリンも、過剰摂取は要注意。カルシウムの吸収を阻害し、骨からカルシウムを流出させて骨密度を低下させます。

　このリンの過剰摂取は、老化を促進するという報告も見逃せません。この報告は抗老化遺伝子として注目されるクロトー（Klotho）遺伝子が欠損したマウスは短命で、皮膚、生殖器や筋肉の萎縮、肺気腫、骨異常、大動脈や全身の石灰化など様々な早発性老化が見られるというものです。

　クロトー遺伝子が欠損したマウスは、血清のリン酸値が非常に高いことがわかっていますが、このマウスを治療しリン酸値を正常にしたところ、これらの老化様病変がほとんど改善したそうです。そして、高リン酸値の食事を与えると、病変が再現されたことから、リンの過剰摂取が老化を促進することが裏付けられています。

　また、ファーストフードやコンビニの加工度の高い食品の油脂は、酸化している危険性が大きく、摂取すると体内で活性酸素が発生しやすくなります。またリノール酸などのω《オメガ》6系の不飽和脂肪酸が多く含まれ、それらは炎症を促進する作用があります。炎症は、動脈硬化や糖尿病、心疾患などの慢性疾患を引き起こし、健康寿命を縮めるモトになります。

いつまでも若々しくいるためにも、ファーストフードの摂り過ぎには注意が必要です。

増加している「ドライマウス」

緊張したときなど、よく口の中がカラカラに渇いたりすることがあります。こんなときは、水でも飲んで、口やのどを潤せば治まることがほとんどです。でも、水を飲んでも治まらず、ずっと口の中が乾燥した状態が続くのが「ドライマウス」です。

乾燥が進むと、ものが食べにくくなったり、話しにくくなったり、口の中がネバネバしたりすることもあります。

ドライマウスは、抗ヒスタミン剤や鎮痛剤、抗うつ剤をはじめ、いろいろな薬の副作用やストレスによって唾液の分泌が抑制されて起こることが最も多いようです。

唾液の量が減るということは、口腔の自浄作用が低下し歯垢がたまりやすくなって、虫歯が増えたり、歯周病が悪化したりしやすくなります。と同時に、咀嚼障害や嚥下《えんげ》（食べ物を飲み下すこと）障害を助長することになります。

つまり、食べ物からの栄養素の摂取は、消化器官のスタート地点で大きくつまずくことになります。十分な栄養が摂れず、全身の健康維持に危険サインが点滅します。もちろん、唾液による免疫機能という点でも、その働きの低下は、腸の免疫力にも影響してきます。

また、舌表面の付着物で口臭のモトになる舌苔《ぜったい》が唾液で流されにくくなって口臭が強くなったり、義歯の維持力が低下したりすることも少なくありません。

口の中が乾燥するとカビの一種のカンジダ菌（真菌）が増加しやすく、口腔カンジダ症を起こすことが多くありますが、それは味覚障害や粘膜炎を引き起こす原因にもなります。

これらの事態に陥らないようにするためにも、ふだんから唾液をしっかり分泌させることが大切です。こまめな水分補給は大切で、特にタンパク質の摂取が不足している場合は気付かないうちに脱水状態になっていることも珍しくありません。タンパク質は体内に水をたくわえる「保水力」も持っているのです。

そして食べ物をよく噛む習慣をつけたりすることはもちろん、できるだけストレスをためないようにすること。ストレス状態が続くと、口の中は渇きやすくなります。

薬剤によるドライマウスの場合は、主治医とも相談をして、薬の種類を替えたり、量を加減したりすることを考えてみるのもよいでしょう。

タンパク・ミネラルで唾液の質を上げる！

このように唾液がしっかり分泌されるようにすることが大切ですが、できれば「質のよい唾液」を出せればいうことはありません。

「え？　唾液にもよい悪いがあるの？」と不思議に思う人もいるでしょうが、いろいろな機能をもつ唾液ですから、ちゃんと機能をこなす働き者に越したことはありませんね。それが、全身の健康につながります。

唾液の成分のうち99・5％は水分で、残りの0・5％のうちの2／3がミネラルなどの無機質、1／3がタンパク質でできています。

唾液の質を上げるためには、0・5％の部分のタンパク質、ミネラルをたっぷり摂ることです。たかが0・5％と侮るなかれ。これらが不足すると、抗菌や免疫をはじめ唾液の機能が悪化してしまうことになります。

では、唾液の質が上がって、きちんと機能するようになると、どんなふうに働いてくれるのでしょうか。

たとえば、唾液の粘液成分のムチン。このネバネバしたタンパク質が、粘膜を守る物理的バリアの役割を果たすとともに、嚥下をしやすくしています。

また、細菌を取り除く作用を持つ抗菌物質も、すべてタンパク質でできています。その原料である血液中のタンパク質（主にアルブミン）が減少すると、先ほど書いたように唾液の量が減る恐れがあるのはもちろん、唾液の抗菌力が低下する恐れもあります。代表的な抗菌物質は、次のようなものです。

●リゾチーム……細菌の細胞壁を加水分解して、細菌を除去

●ラクトフェリン……鉄結合性の糖タンパク質で、細菌の生育に必要な鉄を奪うことで、増殖を抑制

●ペルオキシダーゼ……鉄を含むヘム酵素で、チオシアン酸イオンという抗菌成分の生成を促進。この酵素が、ニトロソアミンなどの発がん性を弱めることも明らかになっています。また、有害な活性酸素を除去する抗酸化作用、つまりアンチエイジング効果も期待できます。

●ＩｇＡ……消化管の初期免疫を担う免疫グロブリン中で最多の抗体。病原菌などの侵入を真っ先に防止。生成にはグルタミンとビタミンＡが必要。

●シスタチン（システインリッチ）……細菌のプロテアーゼの活性を阻害。プロテアーゼは、タンパク質分解酵素で、歯周病の進行に関与しています。アミノ酸の一種、システインを多く含みます。

●ヒスタチン（ヒスチジンリッチタンパク）……カンジダ菌に対する殺菌・成長抑制の働き。同じくヒスチジンというアミノ酸が豊富です。

ほかに、唾液の大事な働きの一つに、口内の酸性度（pH）を一定に保つ緩衝作用があります。これは、虫歯の進行を抑制するのに不可欠の機能で、重炭酸塩が重要な役割を果たしています。生成には炭酸脱水酵素が必要ですが、この機能がうまく働くためには、必須ミネラルの亜鉛が欠かせません。タンパク質とともに、きちんと摂りたい栄養素です。

セルフチェック「糖質依存」

まずは、次に挙げた項目に、ちょっと目を通してみてください。ふだんのあなたにあてはまるものはありませんか。

〈チェックリスト〉

□甘いもの、スナック菓子、清涼飲料水（ゼロカロリー飲料含む）を、ほぼ毎日摂る
□食事だけでは空腹感を満たせず、間食をしないともたない
□夜中に目が覚めて、何かを食べたらよく眠れた
□夕方や食後に強い眠気を感じて、仕事中、勉強中などに居眠りしてしまう
□肉などを少し多く食べるとお腹の調子が悪くなる。あっさりした食事を好む
□体重が増えてきた、または痩せにくくなった
□イライラや不安があるとき、無性に甘いものが食べたくなる
□頭痛、動悸、しびれなどが甘いものを食べて治ったことがある
□血縁者に糖尿病または糖尿病予備軍の人がいる

□ピロリ菌が陽性、または除菌歴がある

右のチェックリストの項目のうち、あてはまるものが多い人ほど「糖質依存・糖代謝異常」の疑いが濃厚といえます。

甘いものが食べたくて仕方がなくなるなど、一種の中毒症状ともいえる「糖質依存」に陥ると、どうしても糖質の過剰摂取を繰り返し、糖の代謝機能が低下してきます。食後の血糖値がきちんと下がらなくなったり、血糖値のコントロールがうまくいかなくなり乱高下し、低血糖の状態になったりするようになると、糖尿病のリスクが高まるほか、不定愁訴の原因にもなるので注意が必要です。

食べ物から摂った糖質はブドウ糖（グルコース）などに分解され、血液によって全身に運ばれてエネルギー源になります。使われないブドウ糖は、脂肪細胞に取り入れられて貯蔵されます（体脂肪となる）。

血糖値とは、この血液中のブドウ糖の濃度のことです。一般には、空腹時血糖を測定しますが、70〜109mg／dLが正常値とされています。

食事をしなくても血糖値は一定のリズムで日内変動をしています。通常、この最高値は午前4時、最低値は午後4時頃になります。

血糖値を一定に保つ原料としては、食後2時間くらいまでは、食べ物からのブドウ糖、5〜6時間から最大12時間は貯蔵されていた肝グリコーゲン（糖質）、それ以後は糖新生によって作られたブドウ糖が使われています。

糖新生というのは、タンパク質や脂質からブドウ糖を作って供給することで、血糖値を維持する重要な役割を担っています。でも、ビタミンB群や鉄などの栄養素が不足していると、この回路がうまく働かず、血糖値が低下してきます。

脳は低血糖状態を「非常事態、生命の危機」と認識しますので、アドレナリンやグルカゴン、甲状腺ホルモン、糖質コルチコイドなどの血糖値を上げるホルモンが一気に分泌されて自律神経に影響し、さまざまな不定愁訴を生じることがあるのです。このような状態は「低血糖症」と呼ばれていますが、それを認識している医師はまだ多くなく、うつ病などと誤診されて投薬を受けているケースもあるといいます。

合理的かつ巧妙に機能する糖代謝のシステムが、栄養の偏りなどで歯車が狂わないように気をつけましょう。

「食後高血糖」は糖尿病のサインです

糖代謝がスムーズにいかなくなると「食後高血糖」が見られるようになります。これは、糖尿病の初期症状のサインなので注意が必要です。

食事で摂取したブドウ糖は、血液によって全身に運ばれるため、食事の直後は誰でも一時的に血糖値が上昇します。でも、インスリンが分泌されてブドウ糖が処理されるにつれ、血糖値は下がっていきます。健康な人の場合、血糖値のピークも140mg／dLを越えることはありません。

ところが、血糖の調整がうまくいかない場合、食後の血糖値は急激に、そして大きく上昇します。これが「食後高血糖」で、一般的な血糖の検査ではわかりにくいのが実情です。

現在、血糖値の評価は、主に空腹時と食後2時間の2点で行われるのが一般的です。前日の夕飯から絶食して朝の空腹時に血糖値の検査を受けた経験のある人も多いことでしょう。

ところが、この空腹時、食後2時間の2点での評価方法では、食後高血糖を検出できるとは限らないということが明らかになっています。

世界中230以上の糖尿病関連の団体をまとめる国際糖尿病連合が、2011年に発表した

「食後血糖値の管理に関するガイドライン」改訂版では、食後1～2時間の血糖値を160mg／dL未満にするのが目標とされています。日本での一般的な目安の食後2時間より早い時間帯に注目しているのです。

このガイドラインでは、食後高血糖が左記のようないろいろな症状と関連することを示唆しています。

・大血管疾患（脳卒中や心筋梗塞など）の独立した危険因子
・網膜症発症リスクの上昇
・頸動脈内膜中膜肥厚（IMT）の進行
・酸化ストレス、炎症および内皮機能不全の原因
・心筋血液量および心筋血流の減少
・がん発症リスクの上昇
・高齢Ⅱ型糖尿病患者の認知障害

このため、食後高血糖は、重篤な合併症を防ぐための最重要事項とされていますが、人間ドックで行われるような空腹時血糖の検査では十分な評価ができないのが現実。食後2時間の血

糖値、血糖値の評価でよく使われるＨｂＡ１ｃ（採血の約2か月前からの平均血糖値を反映）の検査でも安心はできません。

別の指標として、グリコアルブミン（ＧＡ）、１・5アンドヒログルシトール（１・５ＡＧ）というのがあります。グリコアルブミンはＨｂＡ１ｃよりも値が速く、大きく変動し、貧血などの影響を受けにくい検査項目です。１・５ＡＧは直近数日間の血糖状態を反映し、１８０ｍｇ／ｄＬ以上の高血糖になると血中濃度が減少することから、「食後高血糖」を検出できます。

最も正確に糖代謝機能を調べる方法としては経口ブドウ糖負荷試験という、75グラムのグルコース溶液を内服し、5時間にわたって血糖値やインスリン分泌量、体温などを測定する検査があり、糖尿病専門医などが手がけていますが、歯科で実施するには煩雑で現実的ではありません。

血糖値をコントロールする方法

「血糖値を調べたら、そんなに高くなかったから大丈夫！　ちゃんと血糖コントロールできているみたい」

などと安心するのは、少々早合点といえます。血糖値の平均値が低くＨｂＡ１ｃがコントロールできているということは、その日から１～２か月前の血糖の状態の「平均値」が良好だということに過ぎないのです。

それが即、食後高血糖がないとか、血糖値の乱高下がないということではないので、くれぐれも誤解のないように。食後高血糖や乱高下を繰り返していると、血管の内壁の細胞が傷ついて、知らないうちに動脈硬化などを促進したり、前項で触れたような、さまざまな合併症を引き起こしたりする要因になる可能性があります。

血糖値を自分の思い通りにコントロールするのは簡単なことではありませんが、食べるものに気をつけたり、ちょっとした工夫をしたりすることで、食後高血糖や血糖値の乱高下を少なくすることは可能です。

特に食事の面では、精製度の高い糖質の摂取量を抑えるということが大切です。一般には、白米や小麦粉など〝白い糖質〟ほど精製度が高いもの。もちろん、ジャンクフードも精製度の高い糖質です。糖質を摂るなら、総量は１食あたり40グラム程度を目安にすると、無理なく糖質を抑えることができます。

また、空腹だからといって、いきなり糖質の多い食べ物でお腹を満たそうとするのは要注意。糖質の吸収が速く、血糖値が急激に上昇します。精製度の高い砂糖やＨＦＣＳ（高フルクトースコーンシロップ）を多く含むドリンクも避けるようにしましょう。

食事は、よく噛んで消化器への負担を減らし、血糖値を上がりにくくすることはいうまでもありませんが、タンパク質や食物繊維から食べるようにして、ご飯やパンなどの糖質は最後に食べるのも効果的。これだけでも、血糖値の急上昇が防げます。

昔から、よく「食べてすぐ寝ると牛になる」などといわれますが、その通り。食べた直後にゴロゴロするのは、血糖値急上昇のモトです。食べてすぐ動くと消化に悪いともいわれますが、血糖値が上がる食後に体を動かせば、筋肉のエネルギー源として糖が使われ、血糖値の急上昇を防げます。軽く歩く程度でも効果がありますので、心がけてみましょう。

高血糖になる「低血糖」⁉

食後高血糖の状態が、うまくコントロールできない人もいます。血糖値が上がると、血糖値を下げる唯一のホルモンであるインスリンが分泌されますが、このタイミングや量の調整がうまくいかずに、今度は低血糖に陥って倦怠感・動悸・ふるえなどの不快な症状が現れることも。すると、アドレナリンやコルチゾール、甲状腺ホルモン、グルカゴンなどの血糖値を上げるホルモンが、ドッと出て、一挙に血糖値が上がってしまうという悪循環。これらは、ひと言でいえば「頑張るためのホルモン」で、交感神経を強烈に刺激していろいろな症状に襲われることも少なくないのです。

遺伝子スイッチのオン・オフは制御できる

「遺伝だからしょうがない」「そうＤＮＡにすり込まれているから……」等々、よく口にすることはありませんか。確かに、私たちは親から受け継いだ遺伝子をもち、生まれながらに決められていることがいろいろあります。

人の体は、37兆個の細胞からできています。その一つ一つに核があって、その中に染色体があります。染色体を細かく見ていくと、らせん状のＤＮＡが出てきます。ＤＮＡは４つの塩基によって構成されていて、その並び方が遺伝情報です。

この遺伝情報全体を「ゲノム」と呼び、これはその人の性格や体型、さまざまな能力などを決定する設計図のようなものといえます。

ただし、同じ遺伝情報を持っていても、すべてが同じということはなく、違った特徴が現れてきます。たとえば、一卵性双生児は基本的に同じ遺伝情報を持っているのに、外見や個性、病気のなりやすさなど全く同じではありません。これは、遺伝子の配列情報は一緒でも、大人になるにつれて、環境など後天的に小さな変化が起こって、違いが出てくるのです。

この変化は、遺伝子の塩基配列が変わるような大きなものではなく、DNAに小さな分子が付加されたり、折りたたみ構造が変わったりする修飾によるものです。この修飾によって、本来の遺伝情報のスイッチがONになったりOFFになったりして、違いが出てくるわけです。

このように、DNAそのものの変化を伴わず、後天的な修飾により遺伝子発現が制御され、維持されるしくみのことを「エピジェネティクス」といいます。

わかりやすい例が、女王蜂と働き蜂の関係です。遺伝子は同じでも、ローヤルゼリーを食べた幼虫が女王蜂になるのです。女王蜂への分化にかかわるのは、ローヤルゼリーの中のロイヤラクチンという物質。このしくみには先ほど書いた遺伝子への分子の付加や折りたたみ構造の変化がかかわっていて、このような修飾を受けたゲノムは「エピゲノム」と呼ばれます。つまり、ゲノムの塩基配列情報以外の情報のことです。

遺伝子スイッチを制御するエピゲノムは、生活習慣や食事などで変えられます。長寿遺伝子を活性化したり、がん遺伝子を抑制したりすることも可能です。

たとえば、低糖質な生活を続けることで体内のケトン体が増加する「ケトン体回路」が回っている状態は、長寿遺伝子「Ｓｉｒｔ３《サートスリー》」を活性化させることがわかっています。アンチエイジングも、自分でコントロールできるということになるのです。

腸内環境が悪いと人は幸せを感じられない!?

１００兆個、１０００種類、１・５キロ……一体、何の数字だと思いますか。

これは、私たちの腸内にいる細菌の多さを表しています。こんな膨大な数、種類、重さの細菌がお腹の中にいると思うと、ちょっと妙な気がしますね。

よく「人体は60兆個のミクロの宇宙」などと言われてきました。最新の研究では37兆個とも言われていますが、いずれにしても人の細胞よりもはるかに多くの細菌が存在し、体にいろいろな影響を与えていますから「ミクロの宇宙の主役は細菌」と言ってもいいかもしれません。

全長５〜７メートル、表面積はテニスコート１面分もある腸管の働きには、これらの腸内細菌がひと役もふた役も買っているのです。

腸内細菌は、食物繊維やオリゴ糖をはじめ、人が分泌する消化液だけでは消化できない栄養素を分解したり、体内で作れないビタミンを合成したりする働きをしています。そのため、腸内環境が悪くなると、腸本来の大きな機能の消化・吸収などに悪影響が出てしまいます。

腸内バランスの崩れが、口腔内の状態も悪化させることは前に触れましたが、T細胞やNK細胞をはじめ体の6～7割の免疫細胞が腸内に存在していて、腸内環境が悪くなると体全体の免疫力が低下し、病気にかかりやすくなります。

20歳頃まで、免疫細胞の多くは胸腺で作られますが、成年以降には、その中心が腸管に移ります。腸は、免疫細胞の教育・成熟の場でもあるのです。

また、腸には大脳に匹敵するほどの神経細胞が存在し、独自の神経系やエネルギー代謝系を持つことから、腸のことを「第二の脳」と呼ぶ人もいます。

腸内環境が無菌のマウスと通常の菌のマウスの脳を分析したデータでは、神経物質の量に違いがあったそうです。神経物質を通じて脳に指令を送っていることは明らかですが、これらは腸で作られています。

たとえば、幸せホルモンとして知られるセロトニンも、実際は腸に多く存在し、腸内細菌の影響を受けています。セロトニンは、うつやてんかんと関係があります。また、統合失調症にかかわるセリン、快楽や多幸感のドーパミン、アルツハイマーや多発性硬化症のN－アセチルアスパラギン酸なども同様です。

腸内細菌が腸の持ち主の思考や行動にも影響している可能性が考えられます。

腸内バランスを整える善玉菌サプリメント

腸の中の膨大な数の細菌は、体に有用な善玉菌、有害な悪玉菌、状況によって善玉にも悪玉にもなる日和見菌《ひよりみ》に大きく分けられ、互いに一定のバランスを取りながら、健康を維持しています。

ところが、何らかの原因でこのバランスが崩れ、悪玉菌が優勢になると、体調が乱れ、病気を引き起こすことがあります。心身ともに健康でいるためには、いつも腸内バランスを整えておくことが大切です。

腸内バランスを崩す原因としては、次のようなことが考えられます。できるだけ排除できるものは取り除き、改善できるものは改善して、腸内環境のよい状態をキープするようにしましょう。

・抗生物質、制酸剤・プロトンポンプ阻害薬（ＰＰＩ：胃酸分泌を抑制）
・食物繊維の不足
・ピロリ菌感染などによる消化不良や吸収不良

・免疫不全
・ストレス
・行き過ぎた抗菌グッズなど過度な清潔志向

また、腸内環境を整える作用のある食品やサプリメントなどもあります。こうしたものを必要に応じて摂るようにして、腸内バランスを整えるのもよいでしょう。

●小腸のエネルギー源・グルタミン

筋肉トレーニングを行うアスリートなどに人気のサプリメントでも知られるグルタミンは、アミノ酸の一種で、生体内で最も多いもの。小腸の壁の細胞と免疫細胞の最大のエネルギー源であり、神経伝達物質の材料にもなっています。病気やストレス、運動時、また加齢によっても需要が増加します。

これが不足すると、腸管壁が薄くなり、病原菌や異物が侵入しやすくなります。その結果、食物アレルギーの原因にもなります。食品では、カツオ、高野豆腐、湯葉などに多く含まれています。

●腸内環境を整えるプレバイオティクス

最近、よく耳にするようになったラクトフェリン、オリゴ糖、難消化性デキストリンや食物繊維など腸内環境を整える、さまざまな物質のことを総称でプレバイオティクスといいます。これらは腸内細菌のエサになったり、病原菌の増殖を抑制したりして、お腹の中を整えてくれます。

・ラクトフェリン……母乳、涙、汗、唾液などの分泌物や白血球に含まれる、鉄結合性糖タンパク質。免疫調整作用、抗菌・抗ウィルス作用、ビフィズス菌・乳酸菌の増殖作用、貧血を改善する鉄吸収作用、大腸炎などの抗炎症作用など有用な栄養素です。また歯周病や関節リウマチで骨の吸収（溶けること）を抑制する働きがあります。生乳やナチュラルチーズにもわずかに含まれていますが、ヒトの母乳、特に出産直後の「初乳」に多く含まれています。

・オリゴ糖……ブドウ糖や果糖などの単糖類が3～5個結合したもの。大豆オリゴ糖、ガラクトオリゴ糖、フラクトオリゴ糖など多くの種類があります。ビフィズス菌など腸内の善玉菌の栄養源になります。野菜、果物、乳製品にも、わずかながら含まれます。

・食物繊維……腸の蠕動《ぜんどう》運動を刺激して便通をよくしたり、胆汁酸やコレステロールを吸着して体外に排出したりします。腸内細菌の栄養源になって善玉菌を増やし、悪玉菌を抑制してバランスを調整。血糖の急激な上昇を抑える作用もあり、またよく噛む必要があるので、唾液分泌を促します。穀類、豆類、野菜、果物、こんにゃく、海藻などに多く含まれます。

・難消化性デキストリン……ブドウ糖が多数つながった物質で、トウモロコシのデンプンから成分を取り出した水溶性食物繊維。腸管内で短鎖脂肪酸や炭酸ガス、水素ガス、メタンガスなどに代謝。腸内細菌が消化できる炭水化物、つまり食物繊維は消化だけでなく免疫機能にも深くかかわりますのでしっかり摂りたいですね。

●善玉菌サプリメント・プロバイオティクス

善玉菌や、それを含む食品、サプリメントをプロバイオティクスといいます。この菌種には乳酸菌、ビフィズス菌をはじめさまざまなものがあり、アレルギー疾患への効果やピロリ菌を減らす効果、免疫力向上作用などたくさんの効能が確認されています。ただし、どの菌種が合うかは人それぞれに違うため、ヨーグルトなどでいろいろ試してみるとよいでしょう。プロバイオティクスの善玉菌は、そのまま消化管内に定着するのは難しいため、継続して摂取する必要があります。

オリーブ葉は古くて新しい抗菌剤

オリーブはモクセイ科の常緑高木で、地中海沿岸諸国では古くから食用・薬用に用いられてきました。このオリーブの葉から抽出したエキスは抗炎症剤として知られ、ドイツでは現在でも高血圧や利尿目的の医薬品として使われています。

オリーブ葉エキスに含まれるオーレユーロペンは、白血球の一種のマクロファージや好中《こうちゅう》球《きゅう》の働きを活性化させ免疫力をアップさせるのに加え、細菌やウィルスを直接攻撃する働きもあります。

一般の抗菌剤では病原菌を退治すると同時に、善玉菌なども攻撃して腸内細菌のバランスを乱すリスクがあります。その点、オリーブ葉は人間の細胞や腸内バランスにダメージを与えないことから、妊婦や高齢者などでも安心して使うことができます。抗菌剤の服用を避けたいと思う方には、ぜひ考えて頂きたい選択肢です。

胃液で死なない驚異の悪玉・ピロリ菌

胃に住みつく細菌としてよく知られているのが、ピロリ菌です。名前は可愛いのに、強い毒素で胃壁を傷つける悪玉で、日本人の50％以上が感染しているといわれています。悪性腫瘍の原因であることがわかっている唯一の細菌で、放っておくと萎縮性胃炎から、胃潰瘍、十二指腸潰瘍、胃がんを発症するリスクが高まるだけでなく、自己免疫疾患である特発性血小板減少性紫斑病（ＩＴＰ）などの全身的な病気との関係も深いことがわかっています。

胃に住みつくと書きましたが、胃の中では、pH１〜２の強酸性の胃液が毎日２・５リットルも分泌されるため、通常、細菌は生息できません。でもピロリ菌は実に巧妙。自らアルカリ性のアンモニアを産生し、酸を中和して住んでいるのです。

そのため、ピロリ菌がいる人の胃酸は薄まり、消化・吸収の力が低下してしまいます。タンパク質やビタミン、ミネラル不足で消化管が弱っているところに、骨の喪失に伴うカルシウム不足が加わって、ますます胃液の分泌は低下。無理して食べていると、胃もたれやお腹の張り、ガスがたまる原因になります。

さらには、胃液中のビタミンC濃度も低下し、発がん性物質の生成抑制も進まず、胃がん、大腸がんなど消化器がん発生の危険が高まるのです。

ピロリ菌の感染による萎縮性胃炎では、口から入った細菌が十分に殺菌されなくなり、腸内細菌のバランスが悪化して、さまざまな全身の病気の引き金にもなります。

私の医院でもピロリ菌の検査を行っていますが、血液検査による抗体価検査や、便による抗原検査などが選択できます。結果が陽性だった場合は、消化器内科に保険適用で除菌を依頼しています。手軽に確実な検査が受けられますから、一度、このような検査を受けることをお勧めします。

ただ、ピロリ菌の除菌は、一度では成功せず回を重ねる必要があることも少なくありません。

また、除菌に伴って逆流性食道炎などの不快な症状が発生したり、除菌が成功しても萎縮性胃炎が長引いたりすることもあります。消化管の機能をサポートする栄養素をサプリメントで摂取しつつ、除菌治療を受けられれば理想的です。

気軽に買える胃薬に潜むリスク

胃炎や胃潰瘍、十二指腸潰瘍などの治療は、胃酸の分泌を抑制することが中心となっています。この胃酸の分泌を抑えるのを目的とした薬も市販されています。

たとえば1997年にスイッチOTC、つまり医療薬だったものが、市販薬として薬局でも購入できるようになって販売開始されたH_2ブロッカー胃腸薬。これは、胃液の分泌に大きくかかわっている物質・ヒスタミンを抑える薬です。

ヒスタミンは、食べ過ぎや疲労、ストレスなどで体内に作られ、胃粘膜にあるヒスタミン受容体を刺激することで胃酸の分泌を促します。H_2ブロッカーのしくみは、この胃粘膜にあるヒスタミン受容体にヒスタミンが結合するのをブロックして、胃液の分泌を抑制するというものです。

また、市販薬ではありませんが、より強力に胃酸の分泌を抑制する薬として、プロトンポンプ阻害薬（ＰＰＩ）があります。こちらは、胃壁細胞のプロトンポンプに作用し、胃酸の分泌を抑える薬です。

H_2ブロッカーもプロトンポンプ阻害薬も、胃や十二指腸など消化器の潰瘍などの治療薬として広く使われていますが、強酸性の胃酸が減ることで殺菌力が低下し、小腸の病変が増えたという報告があります。

胃酸が減ることで腸内環境に悪影響を及ぼすこともあるようです。これを長期に連用した場合、消化・吸収能力が落ち、栄養不足から未病状態になる懸念もあります。

ＰＰＩについては、これを使用した対象者は、非使用者群に比べて認知症の発症リスクが１・４倍高かったというドイツの研究報告もあります。胃酸の分泌低下で腸内環境が乱れ、神経伝達物質の産生に影響を与える可能性を考えれば、十分に納得できるリスクといえるでしょう。２０１５年12月の米国抗加齢医学会総会でも、ＰＰＩの長期連用は問題だとして「不快症状を起こさずに止める方法」の議論がされていました。

いろいろな薬が購入しやすくなっても、気軽に服用する前に、このようなリスクについても理解しておくようにしたいものです。

こんな栄養素が老化を防ぐ

体を老化させる大きな要因のひとつが「酸化」であることは、よくご存じですね。

私たちは呼吸をして酸素を取り入れ、それを使って生命を維持するのに必要なエネルギーを発生させています。生きていくために不可欠の機能ですが、この際に活性酸素という余分なものが発生してしまいます。

活性酸素は、その強力な力（酸化力）で、ウィルスや細菌をやっつけてくれますが、必要以上に増えると、健康な細胞まで傷つけて老化を促します。遺伝子が活性酸素の攻撃を受けると、がんの原因になることもある恐ろしいパワーを持っているのです。

体には、これに対抗する抗酸化物質を作るしくみがありますが、食べ物からこれを取り入れることもできます。ビタミンやミネラルなど強力な活性酸素から体を守る抗酸化作用のある栄養素、抗酸化の働きをサポートする栄養素などを積極的に摂るとよいでしょう。

●ビタミン類

「ビタミンＡＣＥ」と呼ばれるビタミンA、ビタミンC、ビタミンEは、特に強い抗酸化作用で知られています。一緒に摂れば、相乗効果も期待できます。ビタミンB_1をはじめビタミンB群も、糖質代謝、エネルギー代謝に必須なだけでなく、それ自体が抗酸化作用も持つことが最新の研究でわかってきました。

また、アルファリポ酸、コエンザイムQ10などのビタミン様物質も抗酸化作用を持ち、糖質やエネルギーの代謝をスムーズにします。ビタミン様物質とは、体内で合成することができ、ビタミンに似た生理作用をもつ有機化合物のことです。

●ミネラル

糖質、脂質の代謝やさまざまな酵素の働きをサポートしているミネラル。中でも、鉄、亜鉛、マンガン、セレンなどには、抗酸化酵素の活性を保つ作用があります。

●フィトケミカル（生理機能成分）

植物中に存在する天然の化学物質を意味するフィトケミカルには、抗酸化や免疫力アップなどの働きが強いものがあります。特に強力な抗酸化作用を持つレスベラトロールなどのポリフェノールのほか、カロテン、リコピン、ルテインなどのカロテノイド、にんにくなどに含まれる硫化アリル（イオウ化合物）なども、抗酸化作用を発揮します。

老化を加速させる原因として、最近は酸化だけでなく糖化も注目されていますが、糖質を摂り過ぎないことに加えて、糖質代謝によい栄養を摂ることも大切です。

ビタミンB_1、B_2、ナイアシン（B_3）、パントテン酸（B_5）、B_6、ビオチンなどのビタミンＢ群、ビタミンC、α－リポ酸、ビタミンD、それに、鉄、クロム、亜鉛、カルシウム、マグネシウムなどのミネラルを多く摂るようにしましょう。

知らないうちに病気を招く食品

私たちが普段口にする食品の中には、残念ながら健康に悪い影響を及ぼす成分などが使われているものも多くあります。そういうものを食べ続けていると、病気になりやすい体になってしまうことは想像に難くありません。

特に、バラエティーに富んだ食品が世の中にあふれ、そのほとんどが加工されたものである昨今、無意識に口に運んでいると、知らないうちに生活習慣病などのリスクを体に取り入れることにもなりかねないのです。

自分の体を作る材料は、ちゃんと選んで摂りたいもの。避けたほうがよい食べ物を、もう一度チェックしてみましょう。

●過剰な糖質、特に精製度の高いもの

食後血糖値を急激に上げるモト。HFCS使用のドリンク類は要注意。玄米より白米、全粒粉のパンより白いパンは精製度が高いということを意識しましょう。

●ω《オメガ》6系脂肪酸（リノール酸など）

一般のべに花油、コーン油、ごま油など植物油に多いω6系不飽和脂肪酸は、摂り過ぎると動脈硬化などのリスクが上昇。また酸化しやすく、炎症を促進する活性物質を産生してしまいます。炎症を抑える作用のあるω3系のエゴマ油、亜麻仁油、紫蘇油、チアシードや、青魚の油（EPA・DHA）を摂るのが理想的。

●トランス脂肪酸

マーガリン、ショートニングなどの加工油脂やそれを使った菓子、揚げ物などに含まれるトランス脂肪酸の摂り過ぎは、血中のLDL（悪玉）コレステロールを増やし、HDL（善玉）コレステロールを減らして心疾患を引き起こす要因にも。アメリカでは、トランス脂肪酸を多く含む半硬化油を排除する方針が決定しているそうです。日本では、アメリカほど消費されていないものの、加工食品に偏った食事をしている人は要注意。菓子パン、ジャンクフード、インスタント食品にも多く使われています。

●酸化度の高いもの

酸化した食べ物は、体も酸化させ老化を進めます。特に、酸化した油脂が使われていることが多いポテトチップスなどのスナック菓子、カップ麺などのインスタント食品などは要注意。動脈硬化を進めて健康を損なう要因に。

●食品添加物を使ったもの

加工食品には、保存料、着色料、増粘剤などさまざまな添加物が使われています。リスクもあるので、できれば摂取しないのがベストですが、今の時代に「添加物ゼロ」生活は困難。リスクを減らす工夫をするのもよいでしょう。

たとえば、肉製品や魚卵の黒ずみを防ぎ、ピンク色を保つ発色剤の亜硝酸ナトリウム（亜硝酸塩）。ハム、ベーコンなどの加工製品には、ほとんど使われています。これが胃の中で肉や魚、魚卵などに含まれるアミン（アンモニア化合物）と結合すると、発がん性物質ニトロソアミンに変化します。胃液中のビタミンCがこの生成を防ぐ働きをしていますので、魚や肉などにレモン汁を垂らすのは味わいだけでなく、栄養学的にも合理的なのです。

ノーベル賞2度受賞のポーリング博士が提唱する治療法

オーソモレキュラー栄養医学

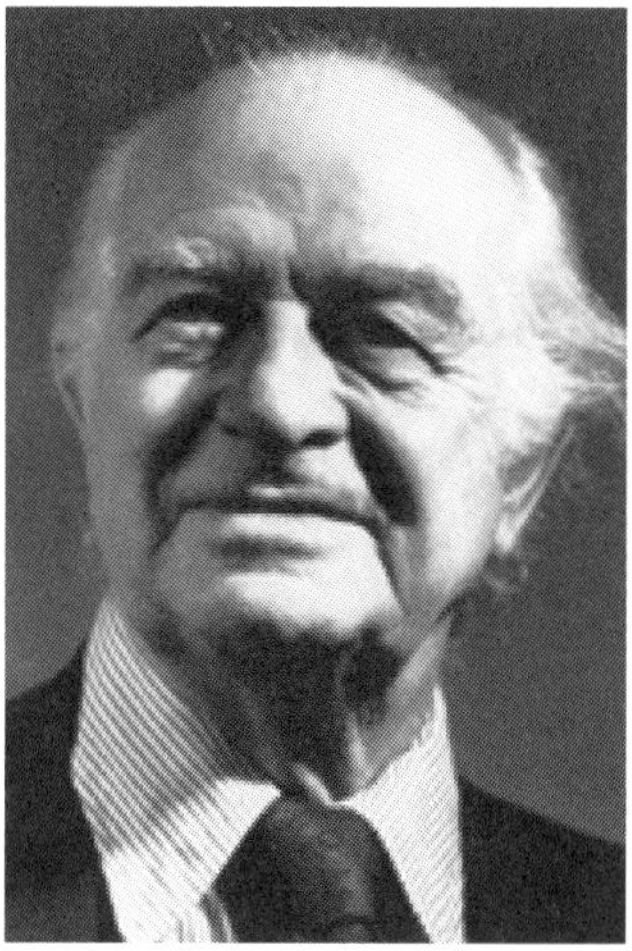

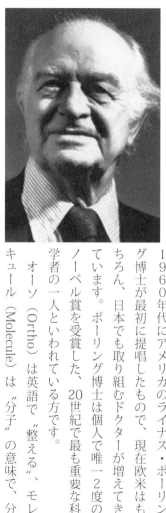

Orthomolecular medicine
Ortho 整合（整える）
Molecule 分子（栄養素）
Medicine 医療・医学

ライナス・ポーリング博士
（1901-1994）
アメリカ・オレゴン生まれ
1954年 ノーベル化学賞
1962年 ノーベル平和賞

「健康寿命を延ばして、いつまでも若々しく元気に過ごしたい」

そうは思っても、何となく調子がよくないときもあるでしょう。もしかしたら未病状態？　それとも病気かもしれないと、不安になることもあるはずです。

そんなときに頼りになるのが、私が取り組んでいる「オーソモレキュラー栄養医学」です。１９６０年代にアメリカのライナス・ポーリング博士が最初に提唱したもので、現在欧米はもちろん、日本でも取り組むドクターが増えてきています。ポーリング博士は個人で唯一２度のノーベル賞を受賞した、20世紀で最も重要な科学者の一人といわれている方です。

オーソ（Ortho）は英語で〝整える〟、モレキュール（Molecule）は〝分子〟の意味で、分子、すなわち栄養のバランスを整えていく治療法のこと。日本語では「分子整合栄養医学」と訳されます。

人の体は37兆個の細胞からできているともいわれますが、この細胞のモトになっているのがタンパク質などの分子（栄養）で、これが体内に十分存在し、正しく働いているのが健康な状態です。一方、病気の状態では、分子が不足したり、正しく働いていなかったりしていることになります。

オーソモレキュラー栄養医学では、このような分子バランスが崩れた病気の状態を、薬などに頼らず、栄養素を使って整えていくというのが基本です。

当然のことながら、必要な栄養素の種類、量は人により、症状によって違います。

たとえ、一見同じように見える不調であっても、人によって必要な栄養素は異なります。そして、同じ人でも、栄養がきちんと供給され充足してくれば、そのときに必要な栄養素の種類、量は違ってきます。

それを症状や各種検査のデータをもとにして、テーラーメイドで導き出してくるのが、オーソモレキュラーの得意技といえます。一人ひとり、最適の栄養バランス、必要量を摂って不調を解消していくのです。

その人だけのための食事指導や栄養療法を実施し、3～6か月後に再評価を行います。検査データは徐々によくなっていきますが、自覚症状はデータよりももっと早く改善していくケースが多いようです。

血液検査で不足している栄養素がわかる

慢性疾患は、体内の栄養バランスの乱れから起こります。そのため、基本的には体内の栄養量を分子レベルで正しく調整することで体の働きが正常化し、さまざまな不調もよくなります。あるいは、未病の状態から真の健康に近づきます。

オーソモレキュラーは、その人に必要な栄養素を、必要な量だけ使って改善しますが、病気を治すのに必要な栄養の量のことを「至適量（オプティマル・ドーズ）」といいます。

この必要な栄養素の種類や至適量は、どうやってわかるのでしょうか。

通常、症状や経過を診れば、ある程度それを推し量ることはできます。実際、そうやって対策をとったことで驚くほど効果が出るケースが多くあります。そこに血液検査や尿検査などの生化学的なデータがあれば、さらに正確な検討をすることができます。血液検査などのデータには、その人の今の健康上のリスクが、はっきりと表れているのです。

ただし、この場合の血液データの見方は一般の人間ドックで行われているような、いわゆる「基準値」の範囲に入っているかどうかというものではありません。オーソモレキュラーの理論に沿った栄養解析の経験豊富なドクターの診断が必要ですし、検査項目もかなり違います。

不調の改善に必要な栄養を十分に補給して治療効果を上げるには、食事だけでは困難な場合が多いのが実情です。そのため、サプリメントを利用したり、ときには点滴が必要になったりすることもあります。

たとえば、風邪を予防するために、ビタミンCを補う必要があるとしましょう。普通、厚労省が定めている〝ビタミンCの1日の所要量〟は、大人で100ミリグラムです。これは、ビタミンC欠乏症の「壊血病」を防ぐのに必要な量です。

ところが、この量では全身の健康状態を良好に保つのに十分とは、とても言えません。分子のバランスが乱れ、症状が出ている状態を改善していくには、この数十倍から数百倍の量が必要なことも珍しくありません。

実際、風邪の予防のためには、3000ミリグラムくらいが必要とされます。何と所要量の30倍も摂取しないと効果が薄いことがわかります。皮膚の状態をよくして美容効果を上げるのにも、同量の摂取が目安になっています。さらに、がんの補助療法として使う場合には、10000ミリグラム（100グラム）ものビタミンCを内服でなく、点滴で投与することが必要になります。

これを食事だけで摂取するのは不可能です。適切な方法で、効率よく栄養を摂取することが大切です。

医療機関で扱うメディカルサプリメントの実力

オーソモレキュラーにより栄養のバランスを整えて症状を改善していくには、必要な栄養素を至適量摂らないと効果は望めません。前項にも書いた通り、現実には食事だけでそれを満たすのは難しく、サプリメントで補ったり、ときには点滴が必要なこともあります。

もちろん、栄養を摂取する基本は食事であり、それを改善することが不可欠であることは言うまでもありません。まずは、食事の内容を見直すことが第一歩です。心身ともに全く健康で不調もない場合は、それで十分でしょう。

ところが、不調がある段階を超えてしまった場合、食事だけで改善することはほぼ不可能か、万一うまくいったとしても、非常に時間がかかります。

そのような段階にいる人の割合は、一般の方が考えるよりはかなり多く存在しているのが実情です。この場合には、専門家の個別的な関与が必要になります。効果を上げるには、それぞれに応じた栄養素の種類と量、そして適切な摂取法のアドバイスを受けることが欠かせません。

これを自己流で進めようとしてもなかなか適切な情報を得られず、時間や労力を浪費してしまうことが少なくないようです。ネットなどでも、せっかく「栄養が大切だ！」というところまでたどり着いたのに食事での摂取にこだわり過ぎて、足踏み状態になっている人たちが散見されるのが残念です。

食事でもサプリメントでも、至適量の栄養素をしっかり補給してこそ、細胞内の分子レベルが整えられ、それぞれの働きが改善されます。特にサプリメントの場合、量が不十分だったり、質に問題があるものを用いたりすると、症状が改善するどころか、体に弊害をもたらすこともあるので注意が必要です。

今や、コンビニでもドラッグストアでも、サプリメントは簡単に手に入ります。ただし、このように市販されているものと医療機関で扱っている「メディカルサプリメント」では、製造方法や品質管理に大きな差がある場合がほとんどです。

たとえば、栄養成分の表示が全く違います。サプリメントは栄養補助〝食品〟で、法的には食品の製造基準が適用されます。その基準によると製造前の原料段階で含まれている栄養素の量を表示すればよく、市販のサプリメントの多くはその基準に従っています。つまり製造工程での加熱などで栄養が失われても、それを表示する義務はありません。つまり、表示されている栄養素が本当に含まれているとは限らないのです。

一方、メディカルサプリメントは医薬品製造の基準である「医薬品ＧＭＰ」と同等の基準に従って、でき上がった製品に含まれる栄養素を表示しています。

質的にも、双方で全く異なることがあります。安価な市販品は合成型のものが多く、場合によっては過剰症の心配が出てくることもありますが、メディカルサプリメントは天然の原料から抽出した「前駆体」を使っていて、生体内で必要量だけ活性化して働くため、その心配はありません。

その結果として、メディカルサプリメントは原材料のコストがどうしてもかかるため安価とはいえませんが、本当にサプリメントが必要な場合は、検査結果などをもとに効率的に使うとよいでしょう。安価な市販品を漫然と使って効果が望めなければ、かえって高くついてしまうことになるのではないでしょうか。

第4章　自分でできる歯と口のケア

健康長寿は歯の病気の予防から

歯や口の中を良好に保つことは、生活習慣病や認知症を防ぎ、介護に依存しない幸せなシルバーライフを迎えるための大きなポイントとなります。

虫歯や歯周病などの疾患は、早期発見、早期治療が大切と思っている人も多いようですが、それがベストではありません。もっと大事なのは、そうした症状を起こさないようにすること。そうです、予防こそ歯の健康を守る最高の対策なのです。

そのためには、毎日のケアが何よりも重要になってきます。歯磨きは、歯垢を残さないように丁寧にブラッシングしましょう。

特に、寝る前の歯のケアは欠かさないようにしましょう。口の中の細菌は、唾液の分泌が減る就寝中に盛んに活動します。菌のエサになる食べカスや菌の棲家である歯垢は、就寝前にしっかり除いておきましょう。

また、デンタルフロス（歯と歯の間の歯垢を除去する糸状の清掃用具）を使うこともお勧めです。あまり使ったことがないという人もいると思いますが、歯ブラシだけでは落としにくい歯間の汚れを落とすことができ、歯垢の蓄積を防ぐのにとても有効です。

この就寝前のブラッシング、毎日のデンタルフロスを使ったケアと死亡率との関係を調べた興味深いデータをご紹介しましょう。

５６１１人の高齢者を平均９年間にわたって調査した結果ですが、これによれば、就寝前に歯磨きをする人に比べ、全くしない人は20〜35％も死亡リスクが上昇したといいます。また、デンタルフロスを毎日使う人と比べて、全く使わない人は30％も死亡率が高くなったそうです。

さらに、２〜３か月に一度歯科を受診する人と比較して、全く受診しない人は30〜50％も死亡リスクが高くなったということです。

なお、喪失した歯の数が多くなるほど死亡率は高く、全く歯のない人は、義歯を装着していても、20本以上自分の歯を持つ人よりも30％死亡率が高いという数字が報告されています。

長生きしたいなら、①就寝前の歯磨き、②毎日のデンタルフロスの使用、そして③定期的な歯科受診を忘れずに。

歯はいつ磨くのがよいのか？

歯の健康を守る方法としてここまで栄養その他についてお話ししましたが、口の中の細菌を取り除くことが大事なことに変わりはありません。それには一にも二にもブラッシング。口の中の細菌を取り除くのに、これに勝るケアはほかに見つかりません。

歯磨きの目的は、歯〝磨き〟とはいっても、ご存知の通り歯を磨くわけではなく、歯垢を除去することです。

ただ、よく一日に何回ブラッシングしたらよいのか、いつ磨くのが効果的なのか、などと聞かれることが多いのですが、一概にいうことはとても難しいのです。人によって適したブラッシングというのが違うからです。

たとえば、一日たった1回磨いただけで問題のない人もいますし、毎食後磨いていても、なかなか症状がよくならない人もいます。

回数や時間よりも、それぞれに最も合った歯ブラシ、方法で、歯垢をきちんと除去して残さないことが大切なのです。

歯垢を残さない、作らないことが目的である以上、先にも書いた通り、寝ている間は要注意です。就寝中は唾液の分泌が少なくなるため、唾液の殺菌作用が発揮されなくなり、細菌の働きが活発になります。細菌の増殖が盛んになり、歯垢が作られるリスクが起きている間の何倍にも跳ね上がります。

ですから、就寝前の歯磨きは不可欠です。これは、誰にも共通していえること。寝る前にブラッシングして、すでに作られている歯垢を除去し、また菌のエサになる糖分や食べカスなどは取り除いて、菌の増殖を最小限に抑えておくことは非常に有効です。

また同様に、起床時の歯磨きも重要です。寝ている間に作られた歯垢は、細菌が悪さをする前に、できるだけ早く取り除いておくようにしましょう。

特に歯垢がつきやすい歯と歯の間、歯の根元の部分、嚙み合わせの面など、ブラシが当たっているところをよく意識しながら、磨き残しのないようにきちんとブラッシングしておきましょう。

補助清掃用具・デンタルフロスを使いこなそう！

デンタルフロスの使用の有無が長寿のリスク因子になるなら、さっそくフロスでケアをしようと思った人も多いことでしょう。

デンタルフロスを使うと、ブラッシングだけのときと比べて、歯垢の除去率が30％近くもアップするといわれています。歯ブラシだけではどうしても落としきれない歯と歯の間の歯垢が落とせるので、虫歯や歯周病のリスクを減らすことができます。

ということは、それだけ炎症や歯の喪失を防げ、認知症などのリスクも下がるということになります。

ただ、デンタルフロスは、アメリカなどに比べてまだまだ一般への普及が進んでいないようです。ほとんど使ったことがないという人もいるのではないでしょうか。

慣れないうちは、うまく使えないこともあるかもしれませんが、鏡を見ながら、取り残しのないように丁寧にケアしてください。

正しい使い方をマスターするためにも、初めは歯科で指導を受けるのがよいでしょう。フロスにもいろいろな種類がありますから、どれを選んだらよいかちょっと迷ってしまうかもしれません。自分に最も適したものを自分自身で選ぶのは、簡単なようで意外に難しいこと。自分の歯にぴったりと合うものをプロに選んでもらって、その使い方をしっかり指導してもらうことです。

また、歯磨きについても、ブラシの選び方、正しいブラッシングの方法、自分では気づきにくいブラッシングのクセなどについても指導を受けておくとよいでしょう。歯間ブラシとの併用なども含めてアドバイスを受けながら、最も効果的なケアの仕方を身につけるようにしましょう。

きちんと指導を受けたら、あとは実践あるのみ。そして定期的にプロのチェックとアドバイスを受けましょう。丈夫な歯をキープして健康寿命を延ばすか、あるいは生活習慣病や認知症で不健康な晩年を迎えるかは、あなたの毎日のケアにかかっているのです。

定期受診の重要性――プロでないと歯石は取れない

歯が痛むとき、出血したとき、歯ぐきが腫れているとき……何か歯にトラブルがあったときにしか歯科医の診察は受けないという人も、中にはいるようです。また、しばらく通院しても、症状が治まってくると、次のトラブルまでは足が遠のくという人も。

でも、歯の健康は、予防が最善の療法です。悪化して治療せざるを得なくなって受診するのではなく、トラブルが起きないように、そして健康な歯を長く保つために診察を受けるようにするのがいちばんです。

定期的に歯科を受診する。これが、歯周病はもちろん、口の中から全身の炎症を防ぎ、寝たきりや認知症を防いで長寿を実現するための大きなポイントの一つになります。

定期的な受診のメリットは、自覚症状のない虫歯や歯周病を、初期の段階で発見できるということです。もちろん、早期に症状を発見できれば治療も複雑化、長期化せずにすみます。

ただ、それ以上に大事なのは、適切なセルフケアの方法をマスターして、歯や口の中の状態を悪くしないようにするところにあります。歯磨きひとつをとっても、自己流でやっていると、どうしてもいつも磨き残してしまう箇所が出てきます。

中には、家では出血したことがないのに、歯科医が正しくブラッシングしたら歯ブラシが真っ赤になったという患者さんもいます。これは、本来は磨かないといけない腫れているところを、まったく磨かずに素通りしていたので出血しなかったというだけのこと。人によってクセがあり、このようにまったく磨けていない部分も出てしまうのです。

また実のところ、いくら自分で念入りに手入れをしても、歯石をゼロにすることは難しいものです。プロでないと歯石を取ることができません。

お手入れの指導を受けたあとは、プロの手にゆだねて歯石をきれいに取り除きます。さらに「ＰＭＴＣ」、すなわち"Professional Mechanical Tooth Cleaning"プロによる機械的な歯面クリーニングを受けて、歯の表面と歯根面をなめらかに整え、歯石や歯垢をつきにくくするのもよいでしょう。

このように長く定期的な通院を続けている人は、自分の体に無関心ではいられなくなりますから、自発的に運動を始めたりすることも多いようです。こうして、健康志向が強くなってくることが、長寿にもつながっているのではないでしょうか。

口の中をのぞいてみよう！

デンタルフロスの使い方をマスターするには、慣れるまで鏡を見ながらやってみるのもよいでしょう。ブラッシングをするときにも、たまには鏡を見て、ちゃんとできているかチェックしてみるのも有効です。

このように、自分の口の中をのぞくことを習慣づけておくと、口の中の異変をいち早く察知できる、というメリットもあります。自分でのぞいても、歯周病の兆候などをある程度はつかむことができるもの。口の中の状態に関心をもち、そういう目で見ていると、見逃していたものに気づくこともあります。

たとえば、比較的わかりやすい兆候としては、歯磨きによる出血があります。歯肉に炎症があるために出血しますから、歯周病の可能性大といえます。

ただし、単にブラシでのこすり過ぎによる出血の場合もあれば、逆に歯周病が始まっているにもかかわらず、歯ブラシがしっかりと当たっていないために出血がない、という場合もよくあります。

歯周病の他の兆候としては、歯肉の腫れがあります。腫れが前歯であれば、自分で見てもある程度はわかります。歯と歯の間の「歯間乳頭」という部分が膨れていたり、鈍角になっていたりしたら、それは歯周病の疑いがあります。

また、鏡をのぞいて「歯がちょっと長くなった気がする」というときも要注意。これは、歯を支えている歯周組織が溶けてしまって歯肉が下がり「歯根」が見えた場合に、このように「長くなった気がする」ものなのです。

さらには、歯の根元を爪でこそげて白いものが取れてきたら、それが歯垢、歯周病の菌の塊です。このような場合は、ブラッシングに問題あり。もう一度、正しいブラッシングの方法を確認しておきましょう。

また、骨の隆起、歯のすり減りなどもチェックしておくとよいでしょう。歯のすり減りは、歯ぎしりが原因のことが多く、それはストレス、遺伝、喫煙、飲酒そのほかさまざまなことが引き金になって起こるといわれますが、私たち栄養療法に取り組む歯科医師の間では、「夜間低血糖によるホルモン分泌障害」の可能性も考えられています。

気になる場合は、専門家に相談してみるとよいでしょう。

歯周病にも「孫子の兵法」を！

「孫子の兵法？　何、それ？」と思った人もいるかもしれませんね。

彼（敵）を知り、己を知れば百戦危うからず――有名な言葉ですので、聞いたことがある人も多いのではないでしょうか。

戦いに勝つには、まず相手のことを知り、自分のことを知ることが必要ということ。手強い歯周病を相手にする場合も、まさにその通りです。

虫歯の原因が口腔内の細菌にあることを最初に唱えたのは、細菌学の開祖ロベルト・コッホのもとで学んだウィロビー・ミラーでした。ドイツ・ベルリン大学の教授のとき、虫歯と酸との関連を明らかにして発表したのが「化学細菌説」です。

ただ「歯周病の原因が細菌である」と学会で公式に認められたのは、ミラーが亡くなった半世紀以上も後、１９６０年代になってからのことです。

その後徐々に、どの細菌が歯周病を悪化させるかが具体的に明らかになり、現在では、多くの細菌が相互作用しながらかかわっているということがわかってきました。

中でも、特に影響の大きい菌種が特定されていて、今や研究室レベルではなく、一般臨床の現場でも調べられるようになりました。

これが、リアルタイムＰＣＲ法です。ちょっと難しく聞こえるかもしれませんが、口腔内から唾液や歯周ポケット浸出液などのサンプルを採取、そこに含まれる歯周病菌の遺伝子（ＤＮＡ）を増幅して検出する方法のことです。

非常に精度の高い検査で、この方法のおかげで細菌の種類と量がわかるようになったのです。このように、自分の敵が明確にわかれば、有効な作戦を立て、実践することができるというわけです。

今は、開業医でも作戦の実行、つまり歯周病の細菌を除去することができるようになっています。

まさに、歯周病という〝敵〟を知り、自分の全身状態という〝己〟を知って、歯周病の治療にかかれば〝百戦して危うからず〟、つまり歯周病が改善できる見込みは大きく高まるということです。

３ＤＳトレーを使った除菌法

ひと口に歯周病といっても、原因となる細菌は1種類というわけでなく、いろいろな細菌がありあます。人によっても種類が違いますが、リーダー格の菌がいて、さらに側近のような菌がいくつかいて……と、何種類もの菌が相互に作用しながら症状を進めています。

でも、リアルタイムＰＣＲ法などで自分の敵である歯周病の細菌が特定されれば、その菌をターゲットにした薬を使っての除菌大作戦の決行となります。

薬物療法には、薬を飲んで効果を発揮させる内服療法と、口の中の患部に直接作用させる局所療法の２つがあります。

局所療法のメリットは、内服療法のように腸内環境をはじめ全身へ影響を及ぼすことが少なくてすむという点にあります。

ただし、口の中は唾液によって常に洗浄されているため、薬剤を使っても、唾液で薄められてしまって効果が十分に得られないというデメリットがあるのです。ふだんは健康維持のために有効な洗浄機能が、このときばかりは災いして局所濃度を保ちにくくしてしまうというわけですね。

この弱点を解消したのが、鶴見大学歯学部の花田信弘教授考案の３ＤＳトレーを使った除菌法です。３ＤＳとは“Dental Drug Delivery System”のことで、直訳すれば「歯に薬を直接届ける治療システム」とでもいいましょうか。

3DS
Dental Drug Delivery System

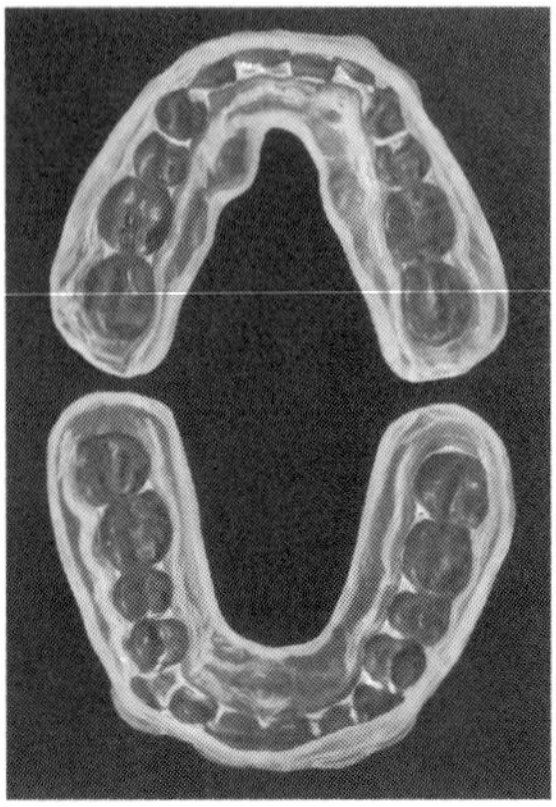

マウスピースの内部に薬液を入れて装着

- 薬液が希釈されない
- 狙った場所に高濃度で適用できる
- 1回10分　2回／日

専用のトレー（マウスピース）に薬剤を注入して装着し、薬剤を細菌に直接作用させて除菌を行います。トレーを使うことで局所濃度を高く保つことができ、薬剤の選択肢も豊富になりました。

この除菌法は、基本は1回10分、1日2回ほど行えばよく、患者さんにとっても長時間拘束されることもなく、メリットの多い除菌法だと思われます。

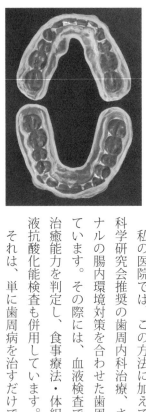

私の医院では、この方法に加えて国際歯周内科学研究会推奨の歯周内科治療、さらにオリジナルの腸内環境対策を合わせた歯周治療を行っています。その際には、血液検査で歯周組織の治癒能力を判定し、食事療法・体組成測定、唾液抗酸化能検査も併用しています。

それは、単に歯周病を治すだけでなく、体の炎症を取ることを念頭に置いているからです。歯周病を改善することで、活性酸素が慢性的に発生して体がサビやすい状態を改善する、つまり「酸化ストレス」を軽減することができ、多くの全身疾患悪化の原因を減らすことができます。それこそが、口から始まる健康長寿、アンチエイジングといえるのではないでしょうか。

インプラントや歯列矯正といった複雑な歯科治療を受ける前に、除菌療法を受けておくことは予後の不安を減らすことにもなるのでお勧めします。また、これから妊娠を考えている女性も、その前に歯周病と栄養状態のチェックをしておきましょう。

栄養状態と不妊に深い関係があることがわかっていますし、たった一つの受精卵からひとりの赤ちゃんを産み出すという壮大なプロジェクトに取り組もうというのです。

膨大な栄養は、すべて母親が補給しなくてはいけません。妊娠・出産に伴って母親が栄養不足に陥るのは珍しいことではなく、産後の体調不良にもつながります。そういう状況では、赤ちゃんも栄養不足の状態で生まれることになり、アトピーなどの問題も起こりやすくなります。さらには、歯周病と低体重児出産とのかかわりも指摘されています。

自分の歯を超える人工物はない

高感度ＣＲＰから、リアルタイムＰＣＲ、そして３ＤＳ除菌……いろいろな検査法や治療法などご紹介していますが、歯科の治療は日進月歩、次々と素晴らしい治療法が開発されています。

ただし、どれだけ治療や技術が進んでも、一度自分の歯を失ってしまったら、それを元に戻すことはできません。中には「今はいい義歯があるし、年季が入った自分の歯より丈夫でいいんじゃないの？」などという人もいるかもしれませんが、どんなによくできていても、人工のものはあくまでも人工のもの、天然の歯を超えることはないのです。これだけは、しっかりと頭に入れておいてください。

たとえば、最近はインプラントがとても人気があります。インプラントは、非常に有効な治療法であることは間違いありません。

自分の歯を失ってしまうと、栄養が不足したり、オーラル・フレイルに陥ったりして、いろいろな機能が低下するリスクも高まります。インプラントは「噛む」機能を回復するためには、きわめて効果的な人工物です。

自分の歯を失った後に、インプラントで対応できることはたくさんあります。しかし、天然の歯よりも周囲の血行などが劣ることが原因で、ひとたび感染がおきると急速に進行しがちです。ブラッシングによるセルフケアや歯科での定期的な清掃、噛み合わせのチェックなどの管理がしっかりされていないと、細菌感染による「インプラント周囲炎」を起こすリスクが高まります。

そして、いったん感染が進んでしまうと、感染部分の除去が天然の歯よりも困難なために、回復が難しいということも少なくないのです。

人工物を利用する場合も、口腔内をしっかりと管理し、加えて全身の健康状態にも気を配りながら、免疫力を低下させないことがとても重要です。

就寝前の歯磨き、デンタルフロス、定期受診を！

歯や口の中を元気に保つことは、寝たきりや認知症を招くいろいろな病気を防いで、健康寿命を延ばすために非常に効果的です。

そして、歯をずっと元気に保って長寿を享受できるかどうかは、あなた自身のケアにかかっています。

繰り返しになりますが、そのポイントは３つ。まずは、寝る前のブラッシングで、就寝中の細菌の増殖を抑え、歯垢を取り除くこと。そして、歯ブラシに加えて、デンタルフロスも使うこと。これで、ブラシでは取り除きにくい歯間の歯垢をすっきりと除去します。

さらに、定期的に歯科を受診すること。異常の早期発見・早期治療はもちろん、自分では取りきれない汚れや歯石を取り除くと同時に、よい状態を保つためのセルフケアの仕方についてのアドバイスを受けることができます。

この３つのケアのポイントを押さえて、口の中から健康になりましょう。

第5章　いい歯科医とダメな歯科医

歯科と上手につきあうと、人生の軌道が変わる

高齢者が健康寿命を維持していくためには、たくさんの障害を越えていかなければなりません。この健康寿命をサポートするために、厚労省と日本歯科医師会は「８０２０運動」に加えて、「オーラル・フレイルの予防」という新たな考え方を示しています。

オーラル・フレイル、つまり歯科口腔機能の低下はサルコペニア（加齢性筋肉減弱症）などの前兆とも考えられ、これを予防することは、全身の健康につながるというものです。

たとえば、食事という面だけを見ても、口の中の状態に関心がなく、虫歯や歯周病などがあっても放っておいて重症化させると、やがて口腔内の機能は低下していきます。

すると、食欲も低下し、バランスのよい食事ができなくなって、噛む力や舌の動き、食事量が低下、さらに栄養不足、代謝量の低下、サルコペニアなどの弊害を引き起こし、要介護状態に陥るという事態を招きかねません。これでは、生活の質は低下し「人生の高度」も急降下せざるを得ないでしょう。

ですから、たかが歯の病気などと、決して軽く考えないこと。これが、体の衰えに影響を及ぼすことは、もうおわかりいただけたと思います。

このオーラル・フレイルを防ぐためにも、社会性、バランスのよい食事と口の中の定期的な管理、運動が欠かせないことを、日本歯科医師会も強調しています。

「しっかり噛んで、しっかり食べ、しっかり動く、そして社会参加を！」ということを、ここでも、もう一度頭に入れておくようにしましょう。

口の中をよい状態に保っていろいろな障害を越え、健康寿命を維持していくために、歯科は、最も身近で頼れるパートナーになることができます。

歯科を上手に使い、上手につきあうことで、あなたの「人生の高度」を高い軌道に保てるのではないでしょうか。

いい歯科医を見つける8つのポイント

本当の健康を手に入れるために、歯科はあなたの大きな味方になります。ただし、どこでもいいかといえば、そうではありません。最近、よく「患者力」という言葉を耳にしますが、自分が納得できる治療やケアを受けるための「患者力」が求められます。

何でもかんでも医者におまかせ……では、患者力が高いとはいえないでしょう。自分はどうしたいのか、どうありたいのかを考え、それに応えてくれる医院を積極的に探す必要があります。

「家に近いから」「通院が楽だから」などの理由で選ぶのもわからなくはありませんが、それを最優先にして選ぶのは、ちょっと考えものです。

自分の味方になってくれる医院を見つけるには、どう考え、どこを見ればよいのか。その目安となる8つのポイントについてお話ししましょう。

①医院の基本方針、情報提供は？

歯科医院のウェブサイトなどで、医院の基本方針、院長やスタッフの経歴、重点的に取り組んでいる事柄などをチェック。情報収集は患者力が試されます。あなたの健康に貢献したいと考えている医院は、ウェブサイトでの健康や治療についての情報提供にも力を入れているはずです。よくわからない、自分に合わないと思ったら避けたほうが無難。

②電話予約の対応は？

受付は医院の顔。医療機関といえども、対人サービスは重要。特に声だけの応対は、医院の実力が反映されるもの。「ここはよさそう」と感じたら、予約を入れるようにします。実際に行ったら、明るく挨拶してくれたかどうかも要チェック。

③待合室が整理整頓されているか？

備品や雑誌、掲示物などが整っているところは、診療設備の管理や感染予防対策にも気を配っていることが多いもの。あまりに古い雑誌、端の破れたポスターなどが放置されているところは要注意。

④問診票の内容は？

問診票がどんな内容かで医院の姿勢がある程度わかります。受診中の他科の治療内容、服薬内容、過去の受診、治療履歴など重要事項の確認があるかをチェック。他科での検査データ、薬剤情報などもあれば持参すること。問診票をもとに、丁寧に再確認を行っているかも大切。

⑤しっかり応急処置をしてくれたか？

歯が痛い、被せものが取れた……など初診時に抱えている不具合を、まずちゃんと解決してくれたかは、見極めのポイント。すぐには不可能なら、その理由をしっかり説明してくれたかどうかも重要です。

⑥希望を聞いたうえで治療方針を示し、判断材料を提供してくれるか？

痛みを取るなど選択の余地の少ない治療もありますが、その段階を過ぎると、治療法にはいくつかの選択肢があるのが普通。それを具体的に、デメリットも含めて説明してくれるかどうかは大事なポイントです。文書や図表、画像などで、よりわかりやすく示してくれればベター。疑問があれば納得するまで質問し「おまかせします」という言葉は、安易に使わないこと。

多忙なドクターをサポートするトリートメントコーディネーター（ＴＣ）などのスタッフを置き、相談に対応してくれる歯科医院は、あなたとのコミュニケーションを大事にしているといえます。

⑦適切な専門医・他科医療機関などと連携しているか？

高度に専門化している昨今、専門分野を持っているかも歯科医を見極める重要なポイント。一般的な治療を水準以上に実施できるのは当然ですが、「ここは他の医院に負けない」という得意分野を持っているかどうか。そして必要に応じて信頼できる他の専門医に責任をもって紹介できることも大切。また、内科などの他科受診が必要な場合、あなたに主治医がいなければ、最適な医師を紹介できるルートを確保しているところは信頼に値します。

⑧治療後のフォローに熱心か？

いったん回復しても、油断をすれば悪化するリスクは上昇。特に歯周病では、安心できる状態まで戻り切らない場合もあります。症状が落ち着いた後も、歯石の除去、ブラッシング状態の確認、追加の検査などで来院が必要な場合も。治療後のフォロー、メンテナンスをしっかりと行っているかどうかもチェック。

この業務の専門家として大事な役割を担うのは歯科衛生士です。自分と相性の良い、長くお付き合いできる歯科衛生士と出会うことが出来れば、あなたの健康レベルを維持するための大きな力になることでしょう。

歯科衛生士の業務には食事指導も含まれますが、この部分のエキスパートはもちろん管理栄養士です。歯科医院で管理栄養士をスタッフに加えているところはまだ多くはありませんが、全国的には当院を含め少しずつ増えてきています。ブラッシングなどのセルフケアとプロが行うケア、そして良い生活習慣・食習慣は口腔の健康維持の両輪です。「歯科衛生士と管理栄養士のチームプレー」を実現させている歯科は、近い将来にはそう珍しいことではなくなると思っています。

気負わずにできることから始めよう！

口の中の健康を維持するため、そして全身の健康と将来の幸せなシルバーライフを守るために、今から気をつけたいこと、実践したいことについて、いろいろお話をしてきました。あれもやろう、これもやらなければ……などと考えてしまうと、とても続けられそうもない気がしてくるかもしれません。

でも、そんなに構える必要はありません。いきなり、ハードルを上げてしまわないこと。まずは、今すぐできることから始めてみましょう。

たとえば、食事の摂り方。ごはんやおかずを食べる順序を、ちょっと変えてみるだけでも、食後高血糖を抑えることができます。

ベジファースト、カーボラストが血糖値上昇を抑制します。まず葉野菜などの食物繊維をしっかり摂ります。次に、肉や魚・卵・大豆製品などのタンパク質。タンパク質の量としては体重1キロあたり最低1グラムというのが目安になります。まだ「もう少し食べたいな」と思ったら最後にごはんやパンなどを少し…というのが基本です。懐石料理や、洋食のコース料理の順番をイメージするといいでしょう。

ごはんの量は、いきなり無理して減らす必要はありません。これまでの半分程度から始めて、一食50グラム程度にできれば血糖値のピークは上がりにくくなります。玄米や全粒粉など精製度の低いものならなおよいでしょう。

料理に使う甘味は、血糖値を上げない天然甘味料に替え、油はω６系の油を減らし、ω３系を意識的に摂っていくようにします。このように、タンパク質、ミネラル、ビタミン、フィトケミカル、そしてω３で中枢神経や血管の炎症を抑えることで、歯周病を改善し、認知症を防止しましょう。

また、間食類も、体や脳に炎症を起こしやすい「精製糖質」を減らすこと。ジャンクフードを避けて、ＨＦＣＳや砂糖を使っていないものにします。一度に量が食べられない人は、ナッツなどの間食を2～３時間おきに、空腹を感じる前に摂る〝補食〟をうまく使っていきましょう。血糖値を適切なレンジに保つのに有効です。

そして、「ひと口30」を忘れずに。ひと口食べたら30回！　よく噛むことで、食べ過ぎることなく満足感を得ることができます。

落第しなければいい

歯のケアでも、食事でも運動でも、長い間続けてきた生活習慣を変えることは、一朝一夕にできることではありません。

三日坊主という言葉もあるように、最初は続けられたとしても、すぐに息切れがしてギブアップということもありがちです。

でも、落ち込む必要はありません。それが普通なのですから。前項でもお話ししたように、初めから何もかも完璧にやろうなどと思わないことです。

打率10割のバッターなどいませんし、防御率0・00のピッチャーもあり得ませんね。たいていの試験は、6~7割できれば合格というのが一般的なのではないでしょうか。

生活習慣を変えるのも、そのくらいで十分。たまに脱線してしまうのは、人間誰にでもあることです。節度を失いさえしなければ問題ありません。何も満点での合格をねらう必要はないのです。

たとえば、ときには、ごはんを食べ過ぎてしまった、ジャンクフードについ手が伸びてしまった……というのもいいでしょう。

むしろ、食べたいと感じたのに「絶対ダメ！」と我慢したら、これがストレスになりかねません。このためにイライラして、ホルモンバランスが悪化したら元も子もなくなります。長く続けるためには、ときには、息抜きも大切です。

ただし、息抜きも落第しない程度にとどめてください。息抜きをしていることさえ忘れてしまうようでは、これまでと全く変わらないことになります。

また、専門家の指導で生活習慣の改善に努めている場合には、もちろんその指導に従うことが第一です。本格的なダイエット、生活習慣の改善に入る前に、できればアンチエイジングに詳しい医療機関でチェックを受けておくのが理想ですね。

この本をここまで読まれたあなたなら、口の中の状態を軽視したり、無意識に食べたりすることはないはず。何より意識していることが大切ですから、あとは落第しないように、楽しみながら少しずつ実践していきましょう。

記録はしっかり残そう！

先ほど、敵を知り己を知る「孫子の兵法」について触れましたが、何より自分を知らなかったら、何も変えられるはずがありません。

「自分のことは自分が一番よく知ってる」という人もいるかもしれませんね。でも、誰もが客観的に自分のことを見ているかというと、必ずしもそうとはいえないのではないでしょうか。

自分を知る一つの方法が、記録をすることです。毎日、自分を見つめて日記をつける人もいるでしょう。また以前、「記録するだけダイエット」というのが話題になりましたが、食事の内容や体重をメモしている人もいるかもしれません。

記録を取ることは、自分を知るためには非常に有効です。ここでは、自分の体の記録を数字や画像で残すことをお勧めしたいと思います。

できれば、体組成計付き体重計を用意するとよいでしょう。最近は、体重、体脂肪率だけでなく、筋肉量、基礎代謝量、体水分率までいろいろな項目をチェックできるものが手軽に手に入るようになりました。

中には、スマホやＰＣと連動して、データをこれらに転送し、記録しておけるものもあって便利です。

このように自分の体の記録を残しておくことは、生活習慣の改善に効果的です。ただし、細かい変化に一喜一憂し過ぎるのはタブー。これもまた、ストレスのタネになるので注意しましょう。

ダイエットしたいなら、目標体重や体脂肪率を設定するのもよいでしょう。また、節目ごとに、全身と顔の画像を残しておくようにします。そうすれば、以前との比較や現在の評価がしやすくなります。

こうして残した記録は、医療機関を受診する場合にも、診断・治療の参考として大いに役立ちます。

私の医院では、歯周除菌治療を行う患者さんには、医療用の体組成計で測定し、データを提供しています。

「やっぱり無理」とあきらめる前に

健康寿命を延ばせるかどうかは、あなたが摂る栄養にかかっているといっても過言ではありません。ですから、食事についても気をつけたいことをいろいろ書いてきました。

ただ、糖質は減らしたほうがよいというと、そのことだけに一生懸命になってしまう人も少なくありません。最近は「糖質制限」という言葉がひとり歩きして、驚くような誤解をしている人も、時々見受けられます。今、実行している食事法は間違っていないか、本当にあなたに合っているか、もう一度見直してみましょう。

①タンパク質はしっかり摂れている？

ただ糖質を減らしただけでタンパク質の摂取量が不足していると、タンパク質にしかできない多くの機能が低下し、体調はよくなりません。不足分を補うために筋肉などのタンパク質を使うことになり、体は健康的に痩せずに〝やつれた〟状態に。脂質もちゃんと摂らないと、タンパク質がエネルギーとして消費されてしまいます。脂質を燃やすビタミンB群、ビタミンC、鉄・亜鉛などのミネラルも摂ること。それにはやはり肉・魚・大豆製品・卵などの良質なタンパク質を摂ることが欠かせません。

②痩せるからといって、極端に糖質を絞っていない？

「とにかく痩せたいから、糖質は一切摂りません」

こう決心したまではよかったものの、結局うまくいかず挫折してしまった、という方もいるのではないでしょうか。

血糖値に問題がある人の場合、専門家の指導の下に糖質の量を1食20グラム以下にすることもありますが、不定愁訴や疲労感、イライラが強くなって失敗することも珍しくありません。

今までエネルギー源を糖質に頼ってきた人は、脂質を燃やす回路がさびついていますので、すぐには回すことができず、「燃料切れ」をおこしてしまうのです。

私が指導をする場合には、血液検査データを確認したうえで、〝糖新生〟とエネルギー産生をサポートするビタミンB群、ヘム鉄、亜鉛などのサプリメントを併用して血糖値の安定をはかる工夫をします。一般的には、1食40グラム以下が目安の「ゆるやかな低糖質」から始めてみましょう。

③腸内環境をよくする栄養素は不足していない？

胃腸や腸内環境が乱れていると、栄養素の吸収障害や免疫力の低下などが起こり、体調の回復に時間がかかることがあります。腸内環境を意識した栄養素がしっかり摂れているかをチェック。

食物繊維やオリゴ糖、ラクトフェリンなどの「善玉菌」を増やす栄養素の摂取も考えてください。乳製品アレルギーがなければ、ヨーグルトでよい菌を摂るのもよいでしょう。

ただし、乳酸菌には多くの菌種があり、製品によっても違います。その菌種が自分に合うとは限りませんし、相当な量を食べないと効果がないという専門家もいます。いろいろ試してみることも必要です。最近は、虫歯と歯周病に特化した善玉菌のサプリメントも登場しています。

頼れるプロを見つけよう！

生活習慣を改善して健康寿命を延ばしていくためには、自分の心がけが最も重要なことはいうまでもありませんが、何かあれば相談できる専門家を見つけるのもよいことです。プロの目からのアドバイス、ときには軌道修正などもしてくれる人のサポートは心強い味方になるはずです。

できれば、日頃から、健康寿命を延ばすことを意識している医療機関の指導を受けるのが理想ですが、それ以外にも自分の生活習慣を見直す方法はたくさんあります。

たとえば、医療保険者が実施している「特定保健指導」があります。メタボリックシンドロームに着目した「特定健康診査」を受けて、もし、この対象になったら、絶好のチャンスと考えましょう。

「特定保健指導」は、自分の検査データの問題点をしっかり理解して自分の行動を見直し、それを続けていくことが目的です。指導の中でも「積極的支援」では、保険組合によって多少の違いはありますが、面接と電話で計4回、6か月間の支援プログラムを受けることができます。特に、食事面については、管理栄養士が行動変容につながる保健指導をしてくれます。

厚労省が公表した２０１５年度の分析結果によると、「積極的支援」を受けた人は、受けていない人と比較すると、ほぼ全ての検査値が指導後の５年間にわたって改善していることが確認されました。特定保健指導は糖尿病、高血圧の予防の面からも役立ちそうです。

また現在、厚労省で内容が検討されている第三期計画では歯科をより重視する方向で見直しが進められています。

もっと気軽に……というなら、スポーツジムを積極的に活用するというのもお勧めです。本来の運動指導に加えて、最近では、食事指導を重視することが当然になってきています。また、体組成測定機器なども完備し、トレーニングプログラムに組み込まれているのが普通です。

トレーナーもよく勉強していて、最新の情報を持っている人も少なくありません。多少費用がかかってもよければ、パーソナルトレーニングを。あなたにぴったり寄り添ったサポートを受けられます。効率よく成果が挙げられ、しかも長続きできるという面でも、理想的な方法といえるでしょう。

92歳と84歳の女性の実例

健康寿命を長くキープするためには、しっかりと栄養を摂ることが欠かせません。と同時に、体の機能を保つこと、そして精神の健全さを持ち続けることが必要です。

この3つを維持し続けるのに、大きなポイントになるのが〝社会性〟です。自分一人でこれらを保つのは無理があります。

社会との積極的なかかわりの中でこそ、元気に活動したり、コミュニケーションを楽しんだりということが可能になります。それが、豊かなシルバー・ライフにつながることは、前にもお話ししましたね。

必要な栄養を十分に摂るための食事はまた、それ自体が楽しみだったり、親しい人たちと食卓を囲むのが貴重な時間であったり、健康寿命を延ばすうえで、非常に大きな意味のあるものといえましょう。

栄養を摂る、よく噛む、消化・吸収する、食事を楽しむ、外食に出かける、おしゃべりをする……栄養、体の機能、精神の健全さの3つが、それぞれ相互に作用し合って健康寿命を延ばし、社会性を保つのです。

私の医院の最高齢の患者さんは、92歳の女性Ｈ・Ｋさんです。定期的に義歯のチェックに通院されているのですが、今も現役バリバリ！　園芸農家をされていて、職場の同僚はお孫さんです。

「私が仕事をしないと……」と、毎日お花をまとめたり、出荷したりととてもお元気です。前回来院されたのが「母の日」の少し前。「カーネーションの出荷に、これから忙しくなります」とハツラツとされていました。

やはり、社会的な役割を持っているということが、Ｈ・Ｋさんにとっては非常に大きいようです。やりがい、そして仕事や地域を通しての他の人たちとのかかわりが健康寿命に関与していることは否定できないでしょう。

もちろん、義歯の定期的な管理もきちんとできていて、しっかり噛めていることはいうまでもありません。

別の患者さんでは84歳の女性Ｓ・Ｓさんも元気です。自身の歯は19本もあり、しかも定期チェックで常にピッタリと合った義歯を使用されています。

歯のお手入れも、セルフケアと当院でのクリーニングでバッチリです。しかも大好物はお肉。「老人会の行事が忙しくて、イヤになっちゃう」と口ではおっしゃいますが、いつも楽しそうです。

仕事以外でも、昔の友人、ご近所や親戚などの集まり、また趣味やスポーツ、講座、ボランティア、地域のコミュニティー……どんなことでも構いません。参加しやすいこと、興味が持てることから、仲間づくりを始めてみませんか。

Happy People Live Longer

これまで、健康長寿のために心がけたいことをたくさん書いてきましたが、最後に「幸せと健康長寿」との意外な関係についてご紹介しましょう。

ここ10年ほどの間に「健康で長生きしたから幸せ」なのではなく、「幸せな人が長生きする」ということを証明するデータが次々と発表されています。２０１１年には、世界トップクラスの科学誌「Science」に「Happy People Live Longer」と題された論文が掲載されて話題を呼びました。

〝元祖ごきげんドクター〟として知られ、日本抗加齢医学会理事長でもある坪田一男教授（慶応義塾大学医学部眼科）らによる、「幸せ度合い」とドライアイとの関係についての、こんな調査もあります。

現在、日本には約８００万～２２００万人ものドライアイの患者がいて、中でもオフィスワーカーでは３人に１人は症状があるといわれています。

国内のオフィスワーカー（26～64歳）５６１人をリサーチしたこの調査では、「幸せであるほどドライアイの症状は少ない」という結果が得られたそうです。

また、ドライアイの患者を対象に、腹式呼吸を３分間してもらうだけで、リラックス度が高まり、副交感神経が優位となって涙が増加するということがわかっています。涙腺と唾液腺は類似性が強いので、このとき唾液の分泌が増加していることも考えられます。

「幸せと健康の関係」については、近年「ポジティブ心理学」という分野で、研究が大きく進んでいます。そして「幸福（ごきげん）は選択できる」と考えられるようになっています。すべての物ごとの価値はそのものにあるのではなく、「それを受け止める私たちの脳が作っている」ということが、科学的に証明されつつあります。

それは、考え方、感じ方を変えるだけで幸福感が得られるということ。つまり「幸福は周囲の状況が決めるのでなく、自分で選ぶもの」といえるわけです。

幸福であれば、健康的な生活習慣を続ける意欲も湧いてくるし、前述のように副交感神経も優位になります。

そういう「ごきげんな人」は、健康寿命に大きく影響する「社会とのかかわり」も良好にできるはずです。

同じような状況にあっても、あなたが「どうとらえるか」によって、幸せと健康長寿は決まるのです。このことを、ぜひあなたの人生に生かしてください。

「幸せであると感じられること」は、アンチエイジング医学の大きな目的ですが、それは同時に健康長寿を実現するための大きな武器にもなるといえるのではないでしょうか。

笑顔こそ最高のアンチエイジング

健康な長寿を実現するには、歯や口の中をきちんとケアして、しっかりと食べることが基本です。ケアの第一歩は、長くサポートしてもらえそうな歯科医を見つけることからです。情報収集を怠りなく、自分の目で、耳で確かめて、信頼できる医院を見つけましょう。

食事や運動など生活習慣の改善は、あまり気負わずに、できることから少しずつ。健康について相談できる専門家を見つけたり、生活を楽しむための仲間づくりをしたりするのも、今のうちから意識しておくようにしましょう。それが、年を重ねたとき、必ずあなたの力になるはずです。

そして、何ごともポジティブに考えるようにしましょう。いつも笑顔でいられることこそ、最高のアンチエイジングといえるのです。

あとがき

世界に先駆けて超高齢社会が現実のものとなっている日本。誰もが長い人生を「自分らしく生きたい、自分らしく終えたい」と願っています。

ところが多くの方にとって現実はそうではありません。がんや糖尿病、循環器疾患、認知症など生活習慣病からくるさまざまな身体的・精神的障害でかなり長い期間、不本意な晩年を過ごして人生を終えざるを得ない状況です。それは本人だけの問題にとどまらず、必然的に発生する介護の問題を通じて家族や周囲、さらには社会全体をも巻き込んでいるのです。

そんな「病める晩年」を無くせないまでも、少しでも短くしたいと思わない方はいないでしょう。

私が歯科医師となった約30年前、歯科医療の中で「予防」の占める割合は今よりずっとわずかなものでした。「大規模な治療によって患者の口腔機能に介入する」ことが現在よりもよしとされていた印象があります。もちろん歯磨きの大切さや砂糖の摂取制限などは指導されていたものの、単に「虫歯や歯周病を防ぐ」という「歯の健康維持」の考え方にとどまっていたのです。

しかし近年国内外で、口腔の機能を良好に保つことが生活習慣・食習慣と相まって全身の健康維持に深く関わっているという研究成果が次々と明らかになりました。しかも、異常が表に現れる前の「未病」状態で歯科が関与すれば、病気の発症を未然に防げる見込みが大きくなってきたのです。

わが国の医療・福祉政策もこの方向に大きく舵を切りつつありますので「歯科が健康の門番（ゲートキーパー）として最適」という潮流は、これからますます加速していくのではと思います。

ところがその一方で、一般の皆様はもちろんのこと、医科・歯科の医療従事者の間でさえもこの認識はまだ十分に浸透しているとはいえない状態です。本書は一般の皆様向けになるべくわかりやすく書いたつもりですが、医療専門職の皆様にも是非目を通していただきたいと思っています。従来の「治療中心の医療」のみにとらわれていては近い将来、私たち自身の存在意義を問われかねないからです。


「言うことを聞かないと、歯医者さんに連れて行きますよ！」

私たちの世代が小さかった頃はもちろん、今でも子どもを叱るのにこんなことを言うお母さんがいると聞きました。子どもだけでなく、大人にとっても歯医者というのは「行きたくない、できれば避けたいところ」の代表格であるようです。

また今まで慣れ親しんできた食の好みや嗜好品、日々の生活習慣を変えていくのは、年齢を重ねれば重ねるほど簡単ではなくなっていくものです。「生活習慣・食習慣を見直して歯科で定期的にチェックすることが必要」とわかっていても、目の前に切迫した事情でもない限り「今までの行動を変えていく」ということは大変です。「言うは易く行うは難し」ということですね。

ですから本書では「どうしたら行動を変えるためのハードルを低くできるか」ということを意識してさまざまな提案をさせていただきました。まずは「最初の一歩を踏み出していただくこと」を目指したといってもいいでしょう。

小さなことでもいいですから、何か始めてみて下さい。あなたが「知ることで行動が変わる、習慣が変わる」ということを実感してもらえれば、こんなに嬉しいことはありません。

人は生きるものである以上、その生に限りがあるのは避けられないことです。同じ生きるならなるべく最後まで生きがいをもって、前向きに日々を過ごしたいものですよね。そのためには身体的に不自由がないだけでなく、精神的にも、そして社会的存在としても「自分らしくある」ことが必要です。

ここまでお読みいただいたあなたには、そのために「歯と口の健康」がいかに大切か、おわかりいただけたことと思います。

本書を刊行するにあたり、これまでオーソモレキュラー医学の貴重なご指導をいただいてきた先達の先生方、今回の趣旨にいち早く注目して下さり常に激励をいただいた株式会社さくら舎・編集局長の古屋信吾氏、「どうすれば読者に伝わる本となるか」という点をきめ細かくサポートして下さった書籍編集部・戸塚健二氏、そして企画段階から多数の示唆とご助力をいただいた株式会社Ｊディスカヴァー代表・城村典子氏に深く感謝致します。また忙しい診療業務のかたわら、資料作りや挿絵製作などで私を支えてくれた森永歯科医院スタッフの皆の力があってこそ本書の執筆が出来たことを記して、あとがきを終えたいと思います。

二〇一六年　盛夏の南房総より

オーソモレキュラー・デンタル代表　米国抗加齢医学会認定医

森永宏喜

著者略歴

1963年、千葉県に生まれる。千葉県立安房高校、東北大学歯学部卒業後に東京医科歯科大学口腔外科に勤務、口腔がんや顎変形症手術、歯科心身症など、一般歯科の範囲を広く越えた治療に取り組む医療チームの一員となる。総合病院歯科を経て1992年、出身地の千葉県鋸南町の歯科医院を継承する。開業医として一般歯科臨床に取り組むが「治しても、治しても悪化してしまう」状況に直面し、自分が学んできた「治療中心の歯科医療」に疑問を感じるようになる。

患者さんが「食習慣・生活習慣を変えると、驚くほど経過が良くなる」ことを経験し、薬に頼らず食事と栄養素を用いて「高齢化が進む地域で、歯科から生活習慣病を改善していく」ことを目指し、国内外の情報を求めて米国抗加齢医学会認定医となる（歯科医師として日本初）。

問診や検査データに基づいた「栄養を科学する歯科医療」を実践し、「健康寿命」を延ばすための歯科の重要性を一般市民・医療関係者へ発信することをミッションとして活動している。森永歯科医院院長。

オーソモレキュラー・デンタル代表
米国抗加齢医学会 認定医（ABAAHP）
日本抗加齢医学会　抗加齢医学専門医
日本アンチエイジング歯科学会 認定医
JCIT 高濃度ビタミンC点滴療法認定医
ACT Japan キレーション治療認定医

全《すべ》ての病気《びょうき》は「口《くち》の中《なか》」から！

――歯《は》が痛《いた》くなる前《まえ》に絶対《ぜったい》読《よ》む本《ほん》

二〇一六年九月一〇日　第一刷発行

著者　森永宏喜《もりながひろき》

発行者　古屋信吾

発行所　株式会社さくら舎　http://www.sakurasha.com

東京都千代田区富士見一-二-一一　〒一〇二-〇〇七一

電話　営業　〇三-五二一一-六五三三　FAX　〇三-五二一一-六四八一

編集　〇三-五二一一-六四八〇　振替　〇〇一九〇-八-四〇二〇六〇

装丁　アルビレオ

図版製作　朝日メディアインターナショナル株式会社

印刷・製本　中央精版印刷株式会社

ISBN978-4-86581-068-4

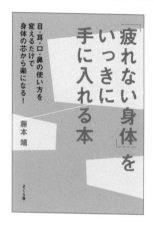